親子ではじめる！

天才ごはん

栄養療法でみるみる
脳の働きがよくなる！

精神科医
藤川徳美

方丈社

はじめに

「子どもの成績は下がる一方で、上向く気配がない」

「いつも落ち着きがなく、全然勉強に集中できていない……」

いつも子どものことが心配で、悩みを抱えている親御さんは少なくありません。

また、そんな悩みは子どもに限りません。

「仕事の意欲が全然わかない。いつもミスをして評価も低い」

「周りと比べて仕事ができず、職場では劣等感を感じる」

「疲れて何もやる気がしない。本を読む気力もわかない」

などと、仕事や将来のことで不安を抱えている大人も少なくないでしょう。

そんな悩みの解決となる鍵は「脳の働き」です。

勉強や仕事に集中できる、やる気が増して脳の働きがよくなる――。そうすれば、ますます意欲がわいて周りの評価も変わり、本人の自信になります。

そのことに誰も異論はないでしょう。

だからこそ、親は子どもを塾に通わせたり、大人はスキルアップのセミナーに通ったりします。さしたる効果が得られなければ、もっといい塾はないか、もっといい先生はいないかと、どんどん時間とお金を使ってしまいます。

そうではないのです。

脳の働きをよくするには、まず栄養です。

一般的にいわれるバランスのいい食事ではなく、タンパク質をはじめとした脳の働きをよくする栄養を十分に満たすことが第一なのです。脳の働きをよくする栄養を十分に満たしていけば、頭と体の調子が整い、落ち着きや集中力、意欲が生まれてきます。「頭の栄養メンテナンス」が整えば、暗記も理解もスムーズになります。

つまり、栄養不足という頭のメンテナンスを怠った状態では、いくら努力をしたところで効果は十分に得られないのです。「勉強しなさい」とプレッシャーを課すのではなく、しっかり働く頭や体を栄養でつくることが、結局は近道なのです。

本書では栄養療法を通じて、学習や仕事に集中できる、やる気が増して脳の働きがよくなる方法をご紹介します。

私は広島県でクリニック（ふじかわ心療内科クリニック・廿日市市）を開業している医師です。うつ・パニック・不安障害・統合失調症、子どもの発達障害や起立性調節障害（OD）に悩む患者さんに向けて、分子栄養学に基づく栄養療法を中心にした治療をおこなっています。一般的な精神科で中心となるのは薬物治療ですが、当院の栄養療法は一般的な薬物治療よりも安全で高い治療効果を示しています。

また、患者さんの約半数は、精神疾患以外の症状で来院されます。リウマチ、アトピー性皮膚炎、神経難病、その他の生活習慣病などの慢性疾患も、栄養療法によって治療実績を上げています。この治療法の考え方と症例は、既刊の拙著でも紹介してきました。

私の基本的な考えは、精神的な病も含めた慢性的な疾患、だるい、重い、つらいなどの不調の原因は、必要な栄養素の絶対量が足りていない「質的栄養失調」にある、ということです。

質的栄養失調とは、「糖質過多＋タンパク不足＋脂肪酸不足＋ビタミン不足＋ミネラル不足」です。そのため、私は分子栄養学に基づいた栄養療法を基本としているのです。治りにくい疾患、あるいは治らない症状と思われている患者さんも多いのですが、当院の患者さんはプロテインやビタミン、ミネラルを飲むことで、8割以上の方が改善を見せています。

分子栄養学は、私が日本で最も尊敬する物理学者・三石巌先生によって提唱されました。別名で、三石理論とも呼ばれています。

三石先生は、こう述べられています。

「脳の働きのために重要な栄養は、タンパク質。そもそも人間の体は、タンパク質なしでは成り立ちません」と。

私のクリニックではここ数年、発達障害や起立性調節障害など、子どもの心の不調を訴える患者さんが増えてきました。ほとんどの人は親御さん（とくにお母さん）の栄養不足が影響していました。親が栄養不足だと、当然子どももそうなります。

当院では親子で一緒にカルテをつくり、栄養療法をおこなっています。「集中力が向上した、元気に学校へ行けるようになった、成績がアップした、ピアノやスポーツの習い事の先生にほめられた！」など、親御さんからのうれしい声をたくさんいただいています。

そう、患者さんの症状を改善するための栄養療法は、多くの場合、脳の働きをよくすることにもつながっているのです。栄養療法は病気や不調を抱えている方はもちろんですが、普通に日常を送っている方にとっても重要なメソッドなのです。

学歴や学校の成績だけがすべてではない。それは、その通りです。私も競争をあおるつもりはありません。

でも考えてみてください。脳の働きがよくなって勉強が嫌いでなくなれば、心も体（行動）も安定します。少しずつ勉強や練習を積み重ね、できることが増していくと、さらなる学習意欲が生まれ、小さな自信が生まれます。成績が上がったり、目に見えて練習の成果が出てきたりしたら、それはやがて大きな自信につながります。

そうして、子どもの可能性は確実に広がっていきます。将来やりたいことの選択肢が増えるのは、子どもにとっても親にとってもうれしいことではないでしょうか。

大人も同じです。

これまでの私の本では、心や体の不調を改善し、若々しく、健康寿命を延ばすためのメソッドを公開してきました。実践して元気になっていただけたなら、その先のことにも思いを馳せてみてください。

あなたの人生は、健康寿命を延ばすことだけが目的ですか？　違いますよね。健康はもちろん大事ですが、もっと大事なのは、ご自身の生きがい、生きる目的です。そこに目を向けていただきたいのです。

体によい食べ物を食べて元気に過ごすだけでは、人生は満たされないものです。生きるということは、やりたいことをやること。そのために学びつづけること。そこに、「ホモ・サピエンス（賢い人間）」である人間の真の生きがいがあるのではないでしょうか。

栄養によって集中力や記憶力、やる気が増す方法、脳の働きがよくなる方法をしっかり学んでいきましょう。まずは脳が働くために最も大切なタンパク質。また、ビタミンやミネラルについてもお伝えします。とりわけマグネシウムは脳の活性化に欠かせない〝天才ミネラル〟ですから、詳しく解説します。なお、本書に記した用量は断りのない限り、1日量を示しています。

本書ではインターネットの通販を使って、一般の人が購入できるプロテインやサプリメントを具体的に紹介しています。これは読者の皆さんがあれこれ迷って時間を無駄にしたり、効果のないものを購入したりすることを防ぐためです。本書は高価なものや特定の製品を勧めるものではありません。時々勘違いなさる人もいるので、あえて書いておきますが、メーカーからの利益供与などは一切ありません。

人生100年時代、いくつになっても知的好奇心を衰えさせないことが大切です。勉強や学習は子ども、学生だけに限りません。脳の働きをよくして学ぶ意欲を失わなければ、いくつになっても元気でいられるのです。

親子ではじめる！　天才ごはん　目次

第1章

タンパク質でなぜ脳の働きがよくなるの？

第3章 マグネシウムは天才ミネラル

第4章　発達に課題がある子どもの栄養療法

第１章

タンパク質でなぜ脳の働きがよくなるの？

人間にとって必要なタンパク質は、第一の栄養素です。タンパク質は合成と分解を繰り返しています。タンパク質をしっかり供給しつづけることが、生命活動を維持すること、健康な状態を保つことになります。

タンパク質は筋肉や内臓だけでなく、脳の働きとも密接な関係があります。

そもそも、私たちの祖先であるホモ・サピエンスの脳が巨大化したのは、肉食をはじめたからだといわれています。獣肉や魚肉のタンパク質が大きなエネルギー源となり、複雑な仕事をする脳へと進化してきたのです。

第1章では脳とタンパク質の関係、脳の働きをよくするための栄養について解説していきます。

脳をつくる原材料はタンパク質

脳には脳細胞が詰まっています。では、脳細胞は何からできているのでしょうか？

脳の主役は、およそ１０００億個といわれる脳神経細胞です。神経細胞のことを英語でニューロンといいます。このニューロンが情報伝達の要です。ニューロンの周りにはグリア細胞があり、酸素や栄養を運ぶ血管などが集まっています。

ニューロンは、細胞体から突起物が延びた細長い形をしています。その突起を介してニューロン同士が互いに通信しています。脳の働きがよくなるか悪くなるかは、ニューロンがたくさんあり、きちんと情報が伝えられるかどうかにかかっています。

その土台をつくるのが栄養です。

ニューロンをつくるのも、グリア細胞をつくるのも、そして情報を伝える物質をつくるのも、材料がないとはじまりません。

そのメインの材料が、タンパク質、そして脂質です。

ニューロンやグリア細胞は、タンパク質からつくられています。これらの細胞を包む膜は、脂質からつくられています。そして情報を伝えるときに放出される「神経伝達物質」の材料も、タンパク質です。これはニューロンの中で合成されます。

脳をつくるためにも、脳を働かせるためにも、最も大事な材料がタンパク質と脂質、というわけです。

分子栄養学の提唱者である三石巌先生は「脳の働きをよくするために必要なのは、栄養と学習だ」とおっしゃっています。

いわれてみれば当たり前のような話ですが、このシンプルな結論には、深い考察と科学の裏付けがあります。やはり脳に最も必要なのは、タンパク質なのですから。

学習が脳の働きをよくする理由

さて、私たちが学習を通して記憶し、考え、それを繰り返すことで、さまざまなことが上手にできるようになるのは、なぜなのでしょうか？

それは、脳が外部の刺激に対して変化していく器官だからです。

変化できる性質のことを「可塑性（かそせい）」といいます。

脳が働くときには、ニューロンから別のニューロンに電気信号（インパルスともいいます）が流れています。その信号がニューロンネットワーク（脳の神経回路）を流れていくことで、情報が伝えられる仕組みになっています。

脳の働きを調べるのが、脳波検査です。てんかんなどの脳の病気では脳波検査を通して脳の働きを確認します。脳波とは、ニューロンネットワークに流れている電気信号を外からキャッチしたものです。

ニューロンのすき間にあるシナプス

電気信号はニューロンからニューロンに伝わりますが、ニューロン同士はくっついていません。では、どのようにして電気信号を送るのでしょうか。

ニューロンの間にある、わずかなすき間を「シナプス」といいます。電気信号はこのシナプスでいったん神経伝達物質と呼ばれる化学信号に変換されて、また電気信号に再変換される形で伝わります。

では、なぜわざわざシナプスでは電気信号をいったん化学信号（神経伝達物質の放出）に変換してから、もう一度電気信号に再変換するのでしょうか。

それは、シナプスこそが学習のために必要な「可塑性」の場であるからです。

ニューロンから受け取った情報をそのまま流すのではなく、シナプスを大きくしたり小さくしたりして、情報の伝わり方を操作しているのです。

読書や学習などの新しい経験をすると、シナプスの通りがよくなって、神経伝達物質もたくさん放出されます。すると、たくさんの情報が伝えられて、記憶されやすくなります。学習して記憶するという流れには、シナプスでの情報の伝わりやすさが関係している、ということなのです。

三石先生は40年以上前の著作の中で、次のように記しています。

「シナプスの可塑性とは、シナプスの学習性のことである。学習すればするほどシナプスの学習性が増す」と。そして、脳がその働きをするためには、タンパク質が不可欠であることを強調されています。

大人でも新しいニューロンが生まれる⁉

「成長期をすぎると、歳を重ねるごとに脳細胞は減る一方だ」ということをお聞きになったことがあると思います。

実際に、ニューロンは20～30歳をピークとして、１日に数万個ほど減少していきます。あとは減るばかりで、再生しないということが昔の常識でした。

しかし、ニューロンが再生しないということは、２０００年代に覆されました。記憶や学習をつかさどる脳の海馬(かいば)という部分では、日常的にニューロンが新しく生まれていることが明らかになりました。しかも、この新生ニューロンは一生涯、生まれつづけるということなのです。

「それはありがたい」と、うれしくなる話だと思いますが、残念なことに新生ニューロンの多くはせっかく生まれても、わずか数週間で消えてしまう性質であることもわかっています。

でも、がっかりしないでください。

さらに進んだ研究によると、海馬にある新生ニューロンは、新しいことを学習することで、生き残りやすくなることが明らかになっています。

学習という負荷を与えることで、新生ニューロンは既存のニューロンネットワークに組み込まれ、ネットワークの一員として生き残ることができます。

反対に、何も新しいことを学ばなかったら、せっかくの新生ニューロンもネットワークに加わることなく消えていきます。

ニューロンはいくつになっても生まれる、しかし勉強や学習をしないと消える、というわけです。

最新の研究によると、しっかり集中して、難易度が高い問題に取り組めば取り組むほど、生き残るニューロンの数は多くなるということです。また、新生ニューロンが生まれてから1～2週間後におこなわれた学習が、新生細胞の生き残り率を最も高めるということまでわかっています。

三石先生も勧める学習と読書

三石先生がご活躍された時代は、ニューロンは再生しないということが常識でした。しかし、三石先生は「脳は鍛えることによって維持できる」ことを説き、ニューロンは使われないと減るものの、学習や読書などによってニューロンは維持できると述べています。

とりわけ読書の大切さを強調されています。単に辞書や図鑑をパラパラとめくったり、漫画を読んだりするだけでは読書としてはお粗末で、やはり科学書など高度な本を自分の力で読み込むことが脳の鍛錬になるといわれていました。

それにもかかわらず、昨今はどうでしょう。電車の中で本を読んでいる人はめっきり少なくなりました。ほとんどの人がスマホを見ています。スマホでゲームをしたり、息抜きになる動画を見たり、SNSをしたりしています。大人も子どももスマホでヒマつぶしばかりといっては、いいすぎでしょうか。

栄養を満たして、ご自分の頭を鍛えることにも目を向けてください。せめて出かける際には、本を持ち歩いてください。読み応えのある本を読んでみましょう。

三石先生が説いたニューロンを鍛える方法は、最新の研究から導かれている新生ニューロンを生き残らせる方法と、ほぼイコールです。

膨大な科学の知識をお持ちの三石先生は、当時の常識を超える理論を導き出されています。もともとの天才性もさることながら、分子生物学に基づいた分子栄養学、その栄養療法を自ら実践し、脳を鍛錬されたからこそ、90歳を超えても現役でご活躍されたのだと思います。

私はクリニックで栄養療法を実践していますが、三石先生の先見の明に日々敬服しています。たとえ当時は明らかになっていなかったことでも、三石先生は独自の先見性で仮説を立てて理論を構築されています。臨床の現場では、それがやはり正解だったと驚くばかりなのです。

シナプスで放出される神経伝達物質

新生ニューロンを生き残らせることはもちろん、今あるニューロンを働かせるためにも、やはり学習による刺激が必要だということがわかりました。

その刺激を受けて変化するのがシナプスなのです。

シナプスは学習という刺激を与えることで、たくさんの情報を伝達し、それが記憶にも関係しています。

そのときにシナプスで放出されて信号を伝えるのが神経伝達物質です。現在数十の存在が確認されており、それぞれが異なる働きをしています。ひとつのニューロンからは、ひとつの神経伝達物質が放出される仕組みになっています。

セロトニンを増やすのもタンパク質

拙著『うつ消しごはん』にも書きましたが、「モノアミン系の神経伝達物質の減少が、うつ病の発症にかかわっている」という「モノアミン仮説」というものがあります。いくつかの精神科の薬の中には、この説に由来し、モノアミン系を増やす働きの薬もあります。

とりわけ皆さんがよくご存じなのは、セロトニンでしょう。心のバランスを整えてくれる神経伝達物質のひとつです。心と体を安定させ、幸せを感じやすくする働きを持つ、別名「幸せホルモン」です。しっかり分泌されていると、ポジティブな気持ちがわき上がって活動的になりますので、学習や練習もはかどります。

セロトニンは、アミノ酸の一種であるトリプトファンを使用して脳でつくられます。トリプトファンは、肉や卵などのタンパク質に含まれています。幸せを感じて活動的になるためには、タンパク質が欠かせないことがわかります。

また、グルタミン、γ-アミノ酪酸（GABA）、グリシンなどはアミノ酸です。アミノ酸そのものが神経伝達物質としての役割を果たしているというわけです。

これらすべての神経伝達物質が、必要なときにしっかり分泌されることが重要です。そのためには、材料となるタンパク質を摂ることが何よりも大事です。これがないと脳内で情報を伝える物質がつくられないわけですから、はじまらないのです。

例えば、学習意欲をアップしてくれるドーパミン、しっかり日を覚まして勉強に集中させてくれるノルアドレナリンは、タンパク質が豊富な食品に存在するチロシンというアミノ酸からつくられています。

タンパク不足だとやる気を失う理由

勉強のやる気も集中力も、神経伝達物質の分泌が関係していることがわかりました。

「なかなか勉強に取りかかってくれない」という親御さんの永遠の悩みも、タンパク不足に一因がありそうです。

やる気が出るのは、頭がさえている状態です。タンパク質が不足していると、頭がさえた状態にはなりません。

脳を目覚めさせる物質にＴＲＨ（甲状腺刺激ホルモン放出ホルモン）やＡＣＴＨ（副腎皮質刺激ホルモン）などがあります。

これらはストレスを感じたときに放出されるホルモンですが、ストレスというものは生きていると多少なりとも生じるもので、必要なものです。過度のストレスは避けなければいけませんが、ストレスゼロだと人は動くことができません。

「さて、時間なのではじめよう」という適度なストレスによって、脳を目覚めさせるホルモンが分泌されたら、やる気も起きます。

これらの脳を目覚めさせるホルモンも、タンパク不足だとスムーズに分泌されません。やる気を出すためにも、タンパク質が重要なのです。

グリア細胞はサポート役だけではない

脳はニューロンだけでつくられているのではなく、ニューロンの周りにはグリア細胞や血管があります。グリア細胞の数は、脳の細胞の半分以上を占めています。

グリア細胞の役割は、「ニューロンが働く環境をつくり、ニューロンに栄養を補給するなどのサポートをすること」といわれてきました。

しかし最新の研究では、それだけではないことがわかってきました。

グリア細胞は4種類ありますが、そのうちのアストロサイトという細胞が、記憶や学習に影響を及ぼす「シナプス可塑性」にも関与しているということなのです。グリア細胞の活動にともなって、長期記憶に必要なアミノ酸を上昇させるということです。

じつは三石先生もグリア細胞の重要性を指摘していました。脳のニューロンは妊娠7か月から1歳くらいまでに増えますが、グリア細胞が完成するには2歳くらいかかります。つまり本格的な脳の機能が発揮されるのは、グリア細胞ができる2歳くらいからということです。三石先生は「グリア細胞の整備ができていない脳では、漏電の傾向がある」とおっしゃっています。この「漏電」とは、すなわち電気信号がうまく伝わらないということ。電気信号がうまく伝わらないというのは、脳の働きが悪くなるということです。

電気信号を漏らさず伝えるための脂質

グリア細胞もニューロンも、タンパク質からつくられています。そして、これらの細胞を包む膜は、脂質からつくられています。細胞を包む膜は電気信号を漏らさないようにカバーされた絶縁体です。この絶縁体がしっかりしていないと、電気信号が伝わりにくくなってしまいます。絶縁体から電気が漏れてしまう――すなわち電気信号の漏電が起こるのです。

電気信号が漏れると、情報がうまく伝わりません。そうすると、記憶や学習がしっかり定着しなくなってしまいます。

そのため何よりタンパク質が重要ですが、脂質を摂ることも大事になります。

よい脂質については、既刊本にも書きましたが、飽和脂肪酸であるバター、ラード、そしてＭＣＴオイルをお勧めしています。飽和脂肪酸は酸化しにくいオイルです。

一方、不飽和脂肪酸は酸化しやすいオイルです。植物性が体にいいと勘違いしがちですが、サラダ油はなるべく控えたほうがよいでしょう。体によいとされるオリーブオイルも意外に酸化しやすいので注意が必要です。

加工食品に含まれるトランス脂肪酸は安価で使い勝手がよいので、菓子類やマーガリン、ドレッシングなどに使われていますが、最も体に悪い油ですので、ラベルをよく見て避けるようにしてください。

とはいえ、あまり難しく考える必要もないでしょう。

タンパク質を摂ることが第一で、脂質に関してはバター、ラードなどを用いるようにする。サラダ油、マーガリン、菓子類はできるだけ避ける、ということです。

また、脳によい脂質として挙げられるのがレシチンです。

レシチンは脳の細胞膜をつくるメインの脂質です。また、学習や記憶、睡眠にかかわっている神経伝達物質のアセチルコリンをつくる際の材料にもなります。

レシチンは、大豆レシチンと卵黄レシチンの大きく2つに分類されています。両方とも同じレシチンではありますが、卵黄レシチンのほうが脳の働きや神経系に役立つ働きがあります。

ですから、脳の働きをよくするには卵を食べることも重要です。卵は良質なタンパク質と脳機能を活発にするレシチンが、しっかり摂れます。まさしく一石二鳥なのです。

タンパク質が十分あれば学ぶことが楽しくなる

タンパク質をはじめとした栄養が満たされることで、ニューロンネットワークが活性化し、脳の働きがよくなる。記憶力や集中力がアップする。とはいえ、ただ栄養だけで脳の働きがよくなるわけではないこともわかりました。ニューロンに刺激を与える必要があります。

「やっぱり、嫌な学習をしなくてはいけないのか」と、がっかりしないでください。学習は嫌なことではなく、楽しいことです。もし学習が嫌とか苦手だと感じるなら、その理由を考えてみましょう。

やっても、やっても、覚えられないので嫌になる、少しやっただけで集中力がつづかなくて嫌になる。どうせ地頭のいい人、成績のいい人にはかなわないと、最初からあきらめる……そういった理由でしょうか。

しかし、先ほどのシナプスの可塑性からわかるように、脳は何らかの刺激によって確実に変化していきます。そのための栄養であるタンパク質と脂質を十分に与えれば、神経伝達物質の材料となり、しっかり分泌されます。すると、ニューロンネットワークも活発になり、物事に集中しやすくなります。

タンパク質を満たしていけば、だるい、疲れやすいという体調面の不調も改善されていきます。その結果、以前ほど学習が苦ではなくなってくるでしょう。何事もスムーズに進めば、面白くなってくるものです。

成績は他人と比較するためではなく、自分がどれだけ伸びたかという目安になります。もちろんライバルがいて競争することでやる気が出る、という人はそれでかまいませんが、そもそも学習は張り合うためではなく、自分がやりたくて自分で進めていくものです。「将来のためにがんばる」というモチベーションでもいいですが、「新しいことを知るのは面白い」という気持ちで取り組んでみると、どんどん楽しくなってくるものです。

筋肉を鍛えたり、ジョギングをする人がハイになるのも、ドーパミンなどの神経伝達物質が分泌されるからです。栄養を満たして学習すれば、神経伝達物質がどんどん分泌されて、どんどん面白くなっていくのです。

塾には行かない、私の学習法

ちなみに私の学習法は、先生に教えてもらうものではありません。「ひとりで学ぶ」ことが基本です。学校には登校していましたが、結局は参考書を読みなから自分で学習を進めることが中心でした。

私の学習歴を振り返ってアドバイスをするなら「人に習わない。自分で学ぶ」ということです。

私は塾に行ったことは一度もありません。今のようにほとんどの子どもが塾に行く時代ではなかったというのもありますが、市街地に住む同級生は当時でも塾通いをしていました。私の家は山と田んぼに囲まれた牧歌的な地域で、小学生のときも、中学に入ってからも外で遊んでいました。学校の授業は一応座っている、という感じでした。ただ家の畑から採れたものや、家で飼っていた鶏の卵をたくさん食べていたので、栄養は満たされていたのでしょう。

そんな中学生でしたが、中三になってから参考書を買い、自主学習をはじめました。そうして高校は進学校に進み、医学部を受験しようと思い至ることになります。

塾に行けば勉強ができるわけではありません。そもそも人から教えてもらってできるようになるというのは、ニューロンの鍛錬になりません。いつまで経っても人に尋ねるようになります。自分で参考書を読んで勉強するほうが、圧倒的に効率がよいでしょう。

自分で勉強して、疑問が出てきたら、自分で調べる。安易に先生に質問するということはありませんでした。

その姿勢は今でも貫いています。人に頼らないこと。疑問点があれば自分で調べ、自分で解決策を見つけるようにしています。

今は質問する子どもがほめられます。発言や質問をするほうが授業態度がよいということで、評価されるようです。確かに、よい質問ができることは大事です。しかし、それは自分で努力して理解しようとしたうえで出てくる質問でなくてはいけません。人に教えてもらう癖をつけるより、自分の力でネットや書物を読み進め、自分で調べる力をつけるほうが、長い目でみると効率的です。

私がタンパク質と鉄の重要性に気づき、クリニックで実践するようになったのも、自分で本を読んで学んでいたことがきっかけです。

勤務医時代は専門書を読み、論文を１００本以上書きました。しかし今は一般書を読み、一般向けに書籍やFacebookで情報発信をしています。

多くの医師は一般書をばかにして読みません。論文にすべてが書いてあると思っているようですが、既存のパラダイムでしか査読されない論文からは新しい発想は生まれにくいのです。

ですから、私は一般書に既成概念を超えた真実が書いてあると思っています。三石先生の本はよく読み返しますし、新しく出た本も積極的に読んでいます。

欧米のオーソモレキュラーの本は翻訳されていないものも多いことから、英文の原書で読んでいます。ただ診療で忙しく、まとまった時間はあまり取れません。休みの日などに加えて、外来で患者さんが途切れてスキマ時間ができたら、その時間にも本を読んでいます。

朝、カルテを予習して診療に臨む

新しいことを知る学習とは異なりますが、患者さんのカルテも当日の朝、必ず予習をします。

私は毎晩9時半に就寝し、朝4時半に起きます。6時すぎに自宅を出てクリニックに到着し、7時にはその日に予約されている患者さんのカルテを予習します。前回の症状を思い返して、治療がどこまで進んでいるか確認するのです。

そうすると、実際に診察室に入ってこられたときに、姿勢や顔色、声から、患者さんがどのような状態か、わかります。前回よりもよくなっているかどうか、状況をつかむことができます。これは開業してから14年間、欠かしたことはありません。

こうしてコツコツと本から学び、多くの患者さんから学ぶことで、女性のタンパク質・

鉄不足の問題にも気づくことができました。

開業医は毎日たくさんの患者さんの診察があるので、平日昼間のテレビに出演することはありません。テレビに出る医師を信じる人も多いでしょうが、たくさん患者さんを診ている医師のほうが信じられると、私は思っています。

第2章

脳の働きをよくする栄養を摂ろう

脳とタンパク質の関係について、ご理解いただけたかと思います。繰り返しますが、タンパク質を摂ることが何よりも重要です。

では、タンパク質はどのように、どれくらい摂ればいいのでしょうか。また脳の働きを活発にするためには、タンパク質に加えて、どのような栄養を摂る必要があるのでしょうか。

第2章ではタンパク質をはじめ、脳の働きをよくする栄養について、摂取の仕方など具体的にご紹介していきます。

子どもも大人・高齢者も不足してはダメ

タンパク質は筋肉や骨、皮膚、臓器、髪の毛、血液、酵素、ホルモン、そして脳のニューロン、グリア細胞、神経伝達物質など、人体を構成するあらゆるものの原料として、なくてはならない栄養素です。

体内では、血液の中で栄養素を運んだり、化学反応の触媒の役目をする酵素として働きます。また生体のホメオスターシス（恒常性）を維持するホルモン、骨組みをつくる繊維状タンパク質など、体の中で形を変えてさまざまな役割を担っています。

成長期の子どもはもちろん、成長を終えた大人であっても、タンパク質はつねに体に供給してください。食が細くなる高齢者はなおさら意識する必要があると、考えてください。足りなくなると、老化を早めてしまいます。体をつくっている筋肉や骨などのタンパク質は、体内で分解と合成を繰り返しています。体内でアミノ酸まで分解されて、また新しい筋肉や骨がつくられるのです。その際、材料となる新しいタンパク質を外から取り入れないといけません。材料の供給がストップすると、筋肉や骨のタンパク質がひたすら分解されるだけになり、体内のタンパク質が足りなくなってしまいます。

大人の場合、1日に200～300gのタンパク質が体の中で分解されており、そのうちの50～70ｇが１日のうちに食物として摂らなければならないタンパク質の量です。

動物性タンパク質をお勧めする理由

タンパク質には大きく分けて、「動物性タンパク質」と「植物性タンパク質」がありま す。私は断然、動物性タンパク質をたくさん摂ることをお勧めしています。含まれている タンパク質の量と質を考えると、大豆などの植物性タンパク質は効率が悪いからです。

タンパク質を効率的に摂るためには、その食品の中にどれくらいの割合でタンパク質が 含まれているのかを知っておくと便利です。その指標としていただきたいのが、プロテイ ンスコアです。タンパク質の指標には、一般的にはアミノ酸スコアが使われますし、ほか の新しい指標もありますが、私はプロテインスコアを指標にしています。必要なタンパク 質の量を厳しく評価していて、信頼できるからです。

１日に必要な最低限のタンパク質量

１日に必要な最低限のタンパク質量は、自分の体重×１ｇです。

タンパク質を10g摂取するための必要量

牛肉 65g	**アジ** 56g	**コーンフレーク** 690g
豚肉 83g	**カジキ** 48g	**米飯** 650g
鶏肉 55g	**エビ** 86g	**食パン** 280g
羊肉 68g	**たらこ** 60g	**うどん** 690g
チーズ 50g	**卵** 79g（1.5個）	**そば** 360g
イワシ 63g	**味噌** 160g	**オートミール** 100g
サケ 58g	**豆腐** 330g	**ジャガイモ** 1097g
サンマ 52g	**牛乳** 470g	

各食材100g中のタンパク質含有量

米飯 1.5g	**卵** 12.7g	**椎茸** 0.3g
食パン 3.5g	**牛乳** 2.1g	**イワシ** 15.9g
うどん 1.5g	**チーズ** 20.9g	**サンマ** 19.2g
そば 2.8g	**大豆** 19.2g	**サケ** 13.2g
牛肉 15.4g	**豆腐** 3.1g	**マグロ** 20.8g
豚肉 12.1g	**味噌** 6.2g	
鶏肉 18.3g	**トウモロコシ** 1.9g	

例えば体重が60kgなら、１日最低60gのタンパク質が必要です。プロテインスコアで換算されるタンパク質の量は、卵3個で20g、牛肉２００gで30gですので、体重65kgの男性なら卵3個＋牛肉３００gが最低量になります。余裕をもって1日に体重×１・５～２gは確保したいものです。

成長期の中高生、妊娠・授乳期の女性の場合は、確実に体重×１・５gは必要です。また慢性病からの回復を目指すためには、１日に体重×２gのタンパク質が必要です。豆腐などの植物性はタンパク質の含有量が少ないので、食べても結構ですが、あまり当てにしないでください。

１日に必要なタンパク質を豆腐で摂るとしたら、２丁×３回の量が１日に必要となるため、現実的ではありません。ただし、納豆はビタミンKの摂取ができますので、大豆食品の中ではお勧めです。

プロテイン規定量、1日に20g（60cc）を2回飲む

当院の治療は、食事の見直しからはじまります。

お菓子や甘い清涼飲料水、パン、麺類、白米ばかり食べているという人は、栄養療法の

効果が出ませんから、減らしてもらいます。すべて食べるなとはいいませんので、まずは糖分や炭水化物の摂取を半分に控えてください。

とくにタンパク質と鉄が不足しがちな女性は、いきなり糖質をゼロにしないでください。タンパク質と鉄が不足の人は、ミトコンドリアが弱体化しています。

ミトコンドリアとは、細胞の中でエネルギー（ATP）をつくるために働く細胞小器官です。いきなり断糖すると働きが弱くなり、エネルギー代謝がうまくいかないため、深刻なエネルギー不足になり、フラフラしたり、体調不良を起こしたりします。「砂糖を控えて、米、小麦を今までの半分にする」といった程度のゆるい糖質制限からはじめましょう。

そして最も重要なのが、タンパク質を摂ることです。

タンパク質を摂る方法は、肉、卵、魚介類の動物性タンパク質の食事を増やしたうえで、プロテインを飲むことです。

当院で指導するプロテイン摂取の規定量は、男女ともに1日20g（60cc）×2回（朝・夕）です。プロテインは60ccの量が20gです。プロテインの製品によってタンパク質含有量は異なりますが、いずれの製品であっても、プロテイン20g（60cc）を1日に2回は飲むようにしてください。

食事でタンパク質を摂ることも大事ですが、食事だけではどうしてもタンパク質が不足してしまいます。ですので病気や不調を抱えていなくても、プロテインは毎日の習慣にしてください。

なぜ2回飲むのかというと、タンパク質は〝溜め食い〟ができないからです。体内ではタンパク質の合成と分解が繰り返されています。そのための材料となる新しいタンパク質を与えなくてはいけません。

1日1回だけでは体内での働きをサポートできないので、1日最低2回（朝・夕）飲んでください。ちなみに私は3回飲んでいます。

プロテインはホエイ一択である理由

プロテインは、ネット通販やドラッグストアで購入できます。その健康効果については、今や広く知られるようになりました。

プロテインは大きく分けて、牛乳からつくられるホエイプロテインと大豆からつくられるソイプロテインがありますが、当院ではホエイプロテインを勧めています。私が申し上げているプロテイン効果は、ホエイプロテインから得られるものです。ソイプロテインを飲んでいては得られません。

「ホエイプロテインが苦手」とか「女性はソイプロテインがいいと聞いた」という人もいますが、ソイはプロテインスコアが低いため、効果がありません。「今のソイを飲み終わったら、次はホエイにします」という人もおられますが、「今すぐ捨てて、今日からホエイに変えるように」と指導しています。

実際、ソイをホエイに変えると臨床効果も高く、ぐんぐん元気になる人が多いのです。ホエイとは日本語で乳清のことです。乳清は牛乳から脂肪分やカゼインなどを除いた液体です。チーズをつくるときに出る液体、ヨーグルトの上澄みなどがそうです。牛乳そのものより体に吸収されやすい、良質のタンパク質です。

この水分を飛ばして粉末状に加工したものが、ホエイプロテインです。

ホエイプロテインには製造方法の違いで、WPCとWPIという種類があります。WPCには乳糖が含まれています。WPIは乳糖が完全に除去されていますので、乳糖不耐性の人はWPIがよいでしょう。WPIのほうが精製に手間がかかるので、値段は高くなります。

ご自分で「乳糖不耐性だからお腹を下す」と思っている人の中には、タンパク不足が原因ということもありますから、多くの人がWPCで問題ないと思います。

ホエイプロテインであれば、どのメーカーの製品でもOKです。高価であれば効き目が高いということはありませんので、値段、味など自分に合うものを見つけて、毎日20ｇ（60㏄）×2回を習慣化してください。水に溶かして飲んだり、ヨーグルトに混ぜて飲んだり、どのような方法でも結構です。自分に合う製品を見つけたら、1㎏といった容量のある製品をいくつか買い溜めしておくといいでしょう。

「プロテインはそこそこいいお値段がするので……」という人もいますが、プロテインほど「費用対効果」が高いものは、ほかにないでしょう。そんな方に限って、タンパク質が少量しか含まれていない甘い栄養食品を購入したりしています。気休め程度に栄養食品を摂っても、なかなか効果は現れません。ホエイプロテインそのものを買うほうが、よほど経済的ではないでしょうか。

朝の卵料理で脳の働きを活性化！

とくに朝のタンパク質摂取は重要です。前日の夕食から時間が経っていますので、体はタンパク質を求めています。なのに食パンとサラダ、コーヒーだけでは、頭も体も働かず、学習も仕事もはかどりません。朝こそタンパク質を欠かさないでください。

朝のメニューとしては、卵料理が最適ではないでしょうか。卵はプロテインスコアも優

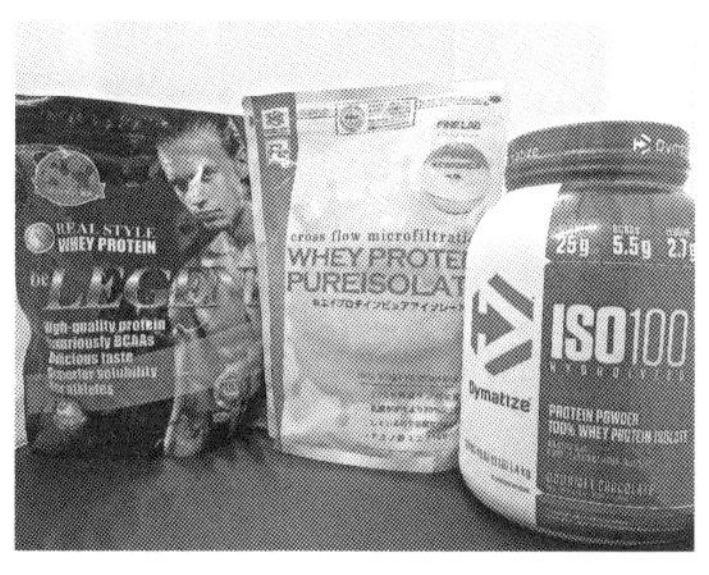

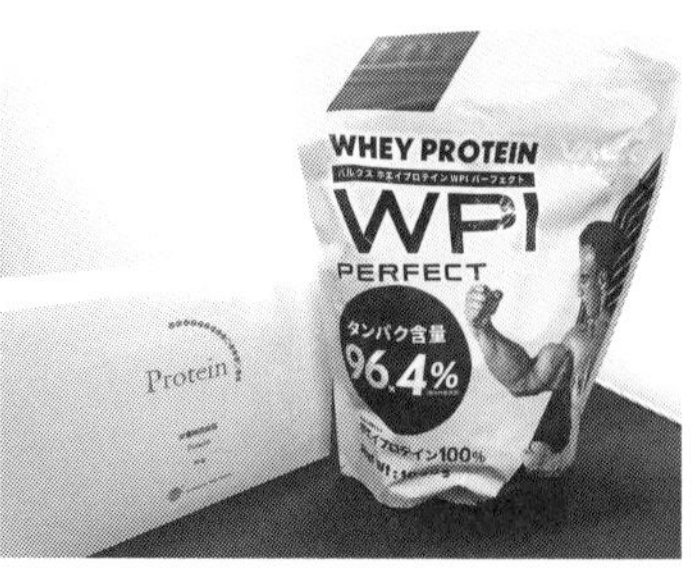

左：左からビーレジェンド、ファインラボ、ダイマタイズのホエイプロテイン
右：左からメグビープロ、バルクスホエイプロテインWPIパーフェクトのホエイプロテイン

秀な、すばらしい食品です。どうしてもプロテインが買えない、飲めないという人には「卵を1日に5個食べなさい」と、アドバイスをしています。

卵のコレステロールを気にする人もいますが、その程度でコレステロール値は上がりませんし、そもそも日本のコレステロールの基準値は厳しすぎです。少々上がっても何の問題もないどころか、かえって調子がよくなります。

卵の中には第1章でも述べたレシチンという脂質が、たくさん含まれています。レシチンは脳の働きをよくする脂質です。レシチンが不足すると、イライラしたり、神経衰弱に陥ったりします。反対にレシチンが十分にあると、集中力、思考力、記憶力がよくなります。

先述したようにニューロンやグリア細胞を包む膜は、レシチンからつくられています。この脂質の膜は、ニューロンの電気信号を漏らさず伝えるために重要なのです。

卵の栄養を最もよく吸収できるのは、半熟の状態です。固すぎるとタンパク質の吸収が悪くなってしまいます。生卵はレシチンの吸収はよいのですが、ビオチンなどのビタミンを破壊し、タンパク質の吸収もよくありません。すき焼きの生卵１個、という程度でしたらかまいません。

生でもなく、固くもなく、ふんわりとした状態で食べるのが理想です。目玉焼きやオムレツも、ふんわり焼くように心がけましょう。

料理に使うオイルは、バターかラードがお勧めです。私は良質のオイルを摂るため、朝のコーヒーにはギー（バターオイルの一種）を入れ、プロテインをつくるときにはＭＣＴパウダー（中鎖脂肪酸オイルのパウダー）を入れて飲んでいます。

とにかく、朝はタンパク質です。手の込んだサラダをつくる必要はなく、卵料理を食べ、プロテインを飲みましょう。

から揚げはラードで揚げればベター

子どもの脳の働きをよくする食事は、タンパク質を第一に考えて、卵料理、肉料理、魚料理を中心に食べさせてあげましょう。子どもが好きなメニューは多いと思います。

調理法も細かく規定すると親の負担が増えますので、あまり神経質にならなくても大丈夫です。

「から揚げなど、高温の油で調理するものは避けたほうがいいですか？」と訊かれたこともありますが、から揚げは子どもが大好きなので、よいのではないでしょうか。

確かに、衣をつけて高温で調理をすると、糖化によって発生する老化促進物質ＡＧＥｓが含まれてしまいます。

しかし、発生したＡＧＥｓを消化吸収できるのは１割以下とわずかです。そこまで気にしていたらキリがありません。余計な心配をするよりも、おいしく食べてタンパク質が摂れることを優先しましょう。

鶏肉には非必須アミノ酸であるアルギニンが豊富です。大人は体内で合成できるアルギニンですが、子どもはできません。よって、子どもにとって必須アミノ酸になります。子どもが好きな、から揚げをもりもり食べて、大事なタンパク質をしっかり摂ってください。

ただし、家庭では油の使い回しをしないように気をつけましょう。サラダ油が酸化すると、ヒドロキシノネナールという毒性の強い物質が増えてしまいます。油の害を減らすためには、から揚げを飽和脂肪酸のラードで揚げるとよいでしょう。ラードを使うと、味もおいしくなります。

規定量のプロテインが飲めないとき

「タンパク質は摂りたいけれど、たくさんの肉は食べられない」という人もいます。肉が苦手とか、プロテインを飲むとムカムカするという人は、胃や腸などの消化器官の機能を整えることが先決です。

胃や腸などの消化器や消化酵素そのものがタンパク質からつくられていますので、材料が不足すると、本来の胃腸が健康に働きません。ですから、プロテインを少しずつでいいので飲みはじめて、徐々に消化器官を丈夫にしていきます。

１日20ｇ（60cc）×２回（朝・夕）ならば、確実に効果が上がります。１日60ｇ（１８０cc）～１００ｇ（３００cc）のプロテインを飲めるならベストですが、無理はせず、まずは規定量を継続してください。

また、まれにですが「プロテイン1日20g（60cc）×2回を1か月飲めていたのに、いきなり体がまったく受けつけなくなった」という人がいます。間違いなく、最重度のタンパク不足です。

消化器には、消化能力を超えた量の食べ物を食べると、吐き気、下痢などを生じて排除する「正常な消化管の反応」があります。

先のような人は、重篤なタンパク不足によって「正常な消化管の反応」ができなくなっているため、はじめはプロテインを飲んでも不調は生じないのです。

ところが1か月継続すると、タンパク質が少し満たされて「正常な消化管の反応」が回復するため、吐き気、下痢を生じて、いきなり受けつけなくなってしまいます。ですから「回復の兆候」という見方もできます。一歩前進したと思ってください。

このようなときは、いったんプロテインを中止し、しばらくはしっかりと卵を食べてください。

ボーンブロスという、骨からとった出汁のスープがあります。これはタンパク質が消化しやすい状態になっているため、胃腸に負担がかかりません。腸の粘膜を修復する作用もありますので、プロテインが飲めるようになるまでは、ボーンブロスのスープをメニューに加えてください。

胃腸の調子が回復したら、1日のプロテイン量を5g（15cc）×2回で開始します。順調に飲めたら、月単位で徐々に規定量の20g（60cc）×2回まで増やしていきます。5g（15cc）×2回が無理でしたら、2g（6cc）×2回で開始します。10g（30cc）のプロテインをつくり、1日かけてチビチビ飲めばよいのです。プロテインの粉末を少しずつ舐める、という方法でもいいでしょう。

また、消化の必要がなく、そのまま吸収できるアミノ酸「グルタミンパウダー」をプロテインと併用するのも効果的です。グルタミンパウダー5g×2回を併用したことで、短期間でプロテインの規定量がしっかり飲めるようになったという人もいます。

そのようにして体を慣らしていくことで、徐々に量を増やすことができるはずです。

〈アミノ酸強化プロテイン〉

プロテインが苦手で、たくさん飲めない人向けの組み合わせです（1日量）。

・処方薬を使用する場合

プロテイン5g（15cc）×2回、ESポリタミン（処方薬必須アミノ酸、EAA：Essential Amino Acids）2g×2包、マーズレンS（0・5g）×2包（処方薬グルタミン）

・iHerbなど通販サイトで揃える場合

プロテイン5g（15cc）×2回、EAA2g×2回、グルタミンパウダー5g×2回、AAKG（アルギニン）2g×2回

〈参考　現在の私のプロテイン1日量〉

朝と夜にプロテイン20g（60cc）＋ESポリタミン2g＋グルタミンパウダー5g、昼にプロテイン20g（60cc）＋アルギニン2gを摂っています。

タンパク質の過剰摂取は起こりえない

食事で肉や卵を食べて、さらにプロテインを飲むと、タンパク質過剰では――と、心配される人もいます。大丈夫です。まったく恐れる必要はありません。

タンパク質は、1日量として体重×4・4gまでは安全とされています。

成人男性（体重65kg）ならば、計算上は65kg×4・4g＝286gのタンパク質に相当します。これはタンパク質を90％含有するプロテイン1kgを3日で飲みきる量です。体重

が50kgの人なら、220gまで飲んでも大丈夫ということです。

プロテインを1日に220gも飲むのは、物理的に不可能でしょう。たくさん飲める男性でも、せいぜい60～100g程度でしょう。ビーレジェンドの製品（タンパク質含有率およそ70％）1kgを3～4日ですべて飲むというペースになって、はじめてタンパク質過剰という計算になります。

そんな量はとても飲めないでしょうし、飲んでも消化吸収できずに体外に排出されます（お腹をこわしてしまいます）。過剰摂取を心配する必要はないのです。

それよりも、やはり心配すべきはタンパク不足です。日本人の場合、タンパク不足の人は大勢いても「タンパク過剰」の人は見当たりません。「最重度タンパク不足」「重度タンパク不足」「軽度～中等度タンパク不足」のいずれかに分類されます。

むしろ過剰摂取が心配なのは、糖質です。しかしタンパク不足の人ほど、ご自身の糖質過剰は気にならないご様子です。栄養不足によって判断力が落ちている、といわざるを得ません。

必須アミノ酸サプリは摂り方に注意

プロテインのほかにも、アミノ酸のサプリメントを摂りたいという人もいらっしゃいます。必須アミノ酸サプリメントとしては、９種類の必須アミノ酸が含まれるＥＡＡが代表的です。

必須アミノ酸は体内で合成できないアミノ酸で、文字通り必須です。ただ体内で合成される非必須アミノ酸は摂らなくてもいいかというと、そういうわけではありません。体内で合成されるとはいえ、不足してしまうとタンパク質としての仕事が鈍ります。

プロテインはタンパク質そのものです。20種類のアミノ酸をしっかり網羅しています。アミノ酸サプリメントは、タンパク質として〝くっついていない〟アミノ酸単体です。消化する必要がないので、吸収が早いなどのメリットはあります。

しかし、プロテインを飲まずにＥＡＡだけを大量に飲んではいけません。タンパク質の合成のために非必須アミノ酸も大量に使われてしまい、バランスを崩してしまうからです。

ＥＡＡを摂るのであれば、いつも通りプロテインも摂ることが大切です。詳しい割合などは拙著『メガビタミン健康法』に記しています。あれもこれもと広げるのではなく、まずはプロテイン１日20ｇ（60cc）×２回をつづけることが大前提です。

日本女性の鉄不足は改善していない

子どもの脳の働きをよくするためには、大人の不調を改善することと同じく、基本はプロテインと鉄を摂ることからはじめます。

日本人の鉄不足、とくに女性の鉄不足については、私はずっと警鐘を鳴らしてきました。徐々に認識が広まってきたようにも思えますし、私の本の読者は聞き飽きているかもしれません。

しかし、今もなお、診察室には「自分が鉄不足なんてまったく気づきませんでした」という患者さんが来られます。

体内の鉄の量は、血液中を流れるヘモグロビン値、そしてタンパク質と結合して〝体内貯金〟されているフェリチン値で把握できます。鉄不足に気づきにくいのは、そのフェリチンの基準値が低すぎるのが原因です。

日本のフェリチンの基準値は、検査機関により若干異なりますが、男性で20〜50ng／mℓ、女性で５〜１２０ng／mℓとされています。

女性のフェリチン5ng／mℓは、著しい鉄不足ですが、基準値の範囲内と判断されて、見逃されてしまうのです。

一方、欧米の基準値は100ng／mℓであり、それ以下は鉄不足です。欧米の基準に照らし合わせると、日本女性の99％は鉄不足、ということになります。

お母さんの鉄不足が子どもの発達に影響

とくに鉄不足が顕著なのは、30～40代の女性です。なぜなら、この年代は妊娠・出産を経たばかりの女性が多いからです。妊娠・出産を通して鉄は赤ちゃんに優先的に与えられ、お母さんの鉄はどんどん失われます。2人、3人とご出産された女性の鉄は〝からっぽ〟です。鉄不足は産後のメンタル、とくに産後うつの発症とも関係していますので、放置してはいけません。

また、お母さんから鉄をたっぷりもらって生まれてきたお子さんも、母乳やミルクから離乳食に移行する頃から、次第に鉄不足になっていきます。

多くの人は離乳食をおかゆからはじめますが、それではタンパク質や鉄が十分摂れません。その後、固形の物を食べられるようになると、貧血のお母さんと同じような物を食べ

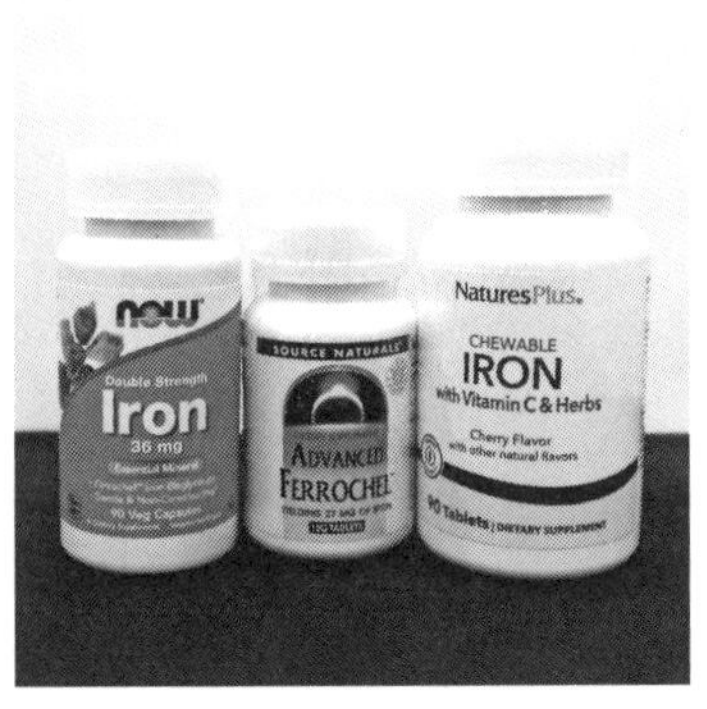

左からNowアイアン36mg、ソースナチュラルズのアドバンスドフェロケル27mg、ネイチャーズプラスのチュアブル鉄（27mg）

ることになります。

そもそも今の食卓には鉄が多く摂れるものは少なく、鉄が豊富とされる食品を意識して摂ったとしても間に合いません。

なのに鉄不足の人ほど、甘いものがやめられず、「パンやパスタが大好き」などと糖質ばかり食べる傾向にあります。

やがて、ほぼ大人と同じ食事をしている子どもも鉄不足になります。それが、発達の遅れの原因になっていると私は考えています。

幼少期に鉄が不足すると、中枢神経系の発達の遅れに影響を及ぼすという報告もあります。さらに小学校に通うようになると、勉強に必要な認知力、記憶力、集中力などの知的能力にも影響を及ぼします。

子どもの発達、とくに脳の働きがよくなる

ためには、鉄は欠かせない栄養素なのです。

鉄不足を解消するサプリとしてお勧めするのは「キレート鉄」です。日本でよく売られている「ヘム鉄」では、鉄を満たす効果が低いので、いつまで経ってもフェリチンが上がりません。子どもには離乳した頃から、舐めるタイプのチュアブル鉄27㎎×1～2錠を与えるとよいでしょう。

生まれる前からプロテインを飲もう

「子どもはいつからプロテインを飲めばいいですか？」と、よく訊かれます。

答えは、生まれる前からです。

お母さんの妊娠中はもちろん、妊娠を準備する期間、妊活中から飲んでおく。不妊治療中の人もプロテインを飲んでいたおかげで、子宝に恵まれたという、うれしい報告もお聞きします。プロテインを飲むことは、不妊治療の基礎づくりになります。菓子パンを食べながらの不妊治療では、次世代を宿す体の準備が整いません。

ひとり目、あるいは2人目の出産後に不調を抱えて受診され、栄養療法を開始したお母さんもいます。次の妊娠に至った場合、妊娠の経過も胎児の状態もよく、とても安産だったと口を揃えます。

お母さんのお腹の中にいるときから十分な栄養を摂っていたかどうかは、生まれてからの子どもの発達にも影響します。まずはお母さんが食べているものが大事、ということです。

出産後は授乳中もしっかりプロテインを飲むことで、子どもにもタンパク質が行き届きます。産後のお母さんのほとんどは、タンパク質と鉄の不足に陥ります。産後うつの原因は、体内で貯めておくべき鉄が〝からっぽ〟になっているせいです。

産後の不調、あるいはお子さんの発達を心配して栄養療法をはじめたお母さんは、タンパク質と鉄の不足が解消されていきます。したがって、その後に出産したお子さんは、育てやすさが各段に異なるようです。

もちろん、お母さんが育児経験を重ねたからラクだと感じている、ということはあるでしょう。でも、それだけではありません。「赤ちゃんは泣くのが当たり前で、時には火がついたように泣くものだと思っていましたが、違うんですね」と、おっしゃいます。

お母さんの栄養も満たされて、親子ともに余裕がある状態で子育てができると、赤ちゃんにも、上のお子さんたちの発達にもよい影響が及びます。お父さんもプロテインを飲んで心身ともに元気であれば、仕事も家事育児分担もうまくいく、といいことづくめです。

とにかく、お母さんがタンパク質と鉄をしっかり摂りましょう。

第1章では、いったん成長を終えても新たなニューロンが生まれて、学習という刺激によって増えることをお伝えしました。とはいえ、やはり成長期の脳細胞の増え方とは比較になりません。この爆発的にニューロンやシナプスが増える時期に、最大限に発達させることが重要なのは、いうまでもありません。心を安定させるセロトニン、やる気を出すドーパミンなど日々の学習に欠かせない神経伝達物質が、しっかり分泌されます。最近は夜遅くまで起きている子どもが多いようですが、睡眠のリズムを整えて情緒を安定させましょう。どんな子どもも、タンパク質をはじめとした栄養をしっかり与えていれば、成長するようにできているのです。

妊娠中にプロテイン、サプリメントを飲むのが不安……

それでも妊娠中の方は、プロテインやサプリメントを飲むのが不安とおっしゃる方もいます。心配無用、もちろん大丈夫です。むしろ妊娠時には通常の1・5倍の栄養素が必要ですので、しっかり服用してください。

ここで、妊娠中に必要な栄養を大切な順に解説します。

・プロテイン

規定量の20ｇ（60㏄）×２回から増量しましょう。一度にたくさん飲むとお腹の調子が悪くなる場合、20ｇ（60㏄）×３回と回数を増やしましょう。

・鉄

１回の妊娠出産で、フェリチン値50程度が低下します。産後の鉄不足は、産後うつ病を引き起こします。フェルム（鉄１００㎎）を飲んでいても、妊娠中はフェリチンが低下します。そのためフェリチン値を維持するためには、Ｎｏｗアイアン36㎎×４錠ほどは必要です。ヘム鉄は１錠４～６㎎ですので、まったく効果がなく、お勧めできません。

・ビタミンC

胎児が育つこと＝大量のコラーゲンの合成がおこなわれる、ということです。コラーゲン形成には、タンパク質＋鉄＋ビタミンＣが必要です。妊娠前期３か月はＣ１０００㎎×３錠、妊娠中期３か月は１０００㎎×６錠、妊娠後期３か月は１０００㎎×９錠を１日３回に分けて飲みます。産後の傷からの回復も早くなります。

・マグネシウム

子癇（痙攣発作＋悪性高血圧）予防にマグネシウムは最重要です。経口＋経皮でマグネシウムを摂りましょう。

・ナイアシンを含むB群

ハーレル博士のデータでは、母親が妊娠中にビタミンB群を飲んでいると、3～4歳の子どもの知能が有意に高くなるとされています。胎児期の栄養は、その子の一生の運命を決めるといっても過言ではありません。

・ビタミンE

妊娠ビタミンとして有名です。鉄との同時服用はせずに、8時間ほど間を空けましょう。

・その他の脂溶性ビタミン

ビタミンAの摂取のみ、注意が必要です。妊娠中の摂取は1万～1万5000IUまでに留めてください。

焦ってプロテインの量を盛りすぎない

プロテインを子どもに与えるときに、注意して欲しいことがあります。最初に無理な量を与えすぎない、ということです。

もちろん、子どもがたくさん飲んでくれたら問題ないのですが、得てして最初に与えすぎてしまう傾向にあるのです。飲めばよくなるから、早くたくさん飲んで欲しい。その気持ちはわかります。でも、その子の消化吸収能力を超える量を与えると、ムカムカしたり、お腹が張った感じになって苦しくなったり、ご飯が食べられなくなったりします。

小さいお子さんほど、その状態をうまく表現できないため、次に飲ませようとしたときに拒否してしまうのです。

プロテインを飲みはじめる時期は、離乳食の頃からでいいでしょう。子どもの場合はプロテインの1日量は、体重の1／2g、1回2g（6cc）から5g（15cc）で十分です。できれば、それを朝夕の2回飲めたら御の字。最初の1年くらいは無理しないでください。

小学生の間は少量でも2回飲む、ということをつづけていただいて、小学校高学年～中学生になってから、飲める量を自分で判断して、自分で習慣にしていきます。最初は少しずつでも、それを習慣にすることが重要です。大きくなるにつれ、ある程度の量を飲めるようになれば、長い目で見てよいでしょう。

お母さんは「いいから飲んで！」と無理に飲ませようとしないでください。5g（15cc）×2回を3か月つづけられたら、10g（30cc）×2回にアップする。そこまでできたら、すばらしいでしょう。

子ども用の栄養補助食品には、肝油（かんゆ）や麦芽飲料、カルシウム強化食品など、さまざまな製品があります。「どれが子どもにお勧めですか？」と訊かれることもありますが、やはりプロテインでないと、タンパク質の量が足りません。肝油なども飲んでかまわないのですが、それよりも第一にプロテイン、そして鉄、ナイアシンアミド、マグネシウムのほうが先です。優先順位を間違えないようにしてください。

○○を飲めば頭がよくなる⁉

今も昔も「ブドウ糖を食べると頭がよくなる」などといわれます。しかし、ブドウ糖は勢いよく血糖値を上げる糖質です。血糖値の乱高下は血管にダメージを与えてしまいます。体を疲れさせる要因にもなり、眠気が出てくる場合もあります。栄養療法ではまず糖質を控えますので、わざわざ買って食べるものでもないでしょう。

ＧＡＢＡは勉強に集中するために欠かせない物質です。ＧＡＢＡはアミノ酸の一種で、ストレスを軽減する神経伝達物質です。これは睡眠中につくられます。睡眠不足だと頭がボーっとして集中できないのは、ＧＡＢＡ不足も関係しているでしょう。タンパク質を摂って、自分に必要な睡眠時間を確保することが大切です。

ＧＡＢＡは「飲めばリラックスできる」といわれます。しかし血液脳関門は通過できないので、直接飲んだとしてもニューロンの神経伝達物質としては使えません。とはいえ、ＧＡＢＡを直接飲むことにより血圧抑制効果はあるようです。そのおかげで、リラックス効果も生じるのでしょう。

また最新の研究では、腸にも脳と同じような神経伝達物質の受容体があり、いくつかの神経伝達物質がつくられているともいわれます。脳のニューロンで合成されてシナプスで働くという道筋以外に、腸を通しての効果は認められるのかもしれません。

あるいは脳の働きがよくなる脂質として盛んに宣伝されているのが、魚の脂に含まれるＤＨＡ（ドコサヘキサエン酸）やＥＰＡ（エイコサペンタエン酸）です。とくにＤＨＡは脳の海馬では記憶や情報伝達をつかさどり、シナプスでは電気通信の流れをスムーズにしています。どちらもサプリメントで摂るのはかまいませんが、日本人は魚介類を食べる人が多いので、じつはさほど不足していません。たくさんのサプリを飲むのが大変という人は、無理しなくてもいいでしょう。その分、魚介類を食べるようにしてください。サバ缶などにも豊富に含まれているので、食事で摂りづらいということはないはずです。

不調を治す食事、脳の働きをよくする食事

当院では、初診患者さんに資料をお渡しししています。その資料を最新版に改訂しましたので、以下、ご紹介します。病気予防や不調改善はもちろん、子育てや脳の働きをよくするといった、すべてのことにおいて重要です。

〈病気を予防する食事（令和4年10月26日改訂）**〉**

すべての慢性疾患は、「活性酸素」により「慢性炎症」を生じ、細胞が「酸化」「糖化」されることにより生じる。うつ病、アルツハイマー病、ADHD（注意欠陥・多動性障害）、悪性腫瘍、脳梗塞、心筋梗塞、糖尿病、慢性関節リウマチ、潰瘍性（かいようせい）大腸炎、アトピー、アレルギーなど。

予防するため、治すためには、以下の食事を心がける。

①十分量のタンパク質を摂取する

・われわれが持っている遺伝子（DNA）は、代謝酵素などのタンパク質の設計図。

・つまりDNAが設計図通り働くよう、タンパク質は十分量を摂取する必要がある。

・必要なタンパク質量は、プロテインスコア換算にて毎日体重と同じグラム数。つまり60kgの人なら60g／日。

・植物性タンパクより、動物性タンパクのほうが効率がよい。

・具体的には、ホエイプロテイン1日20g（60cc）×2回を飲み、卵3個＋肉200gを目標に食べる。

・プロテインでお腹の調子が悪くなる人は、5g（15cc）×2回で開始する。

②糖質を減らす

・過剰な糖質は、細胞を「糖化」させる。

・精製糖質（白米、小麦粉、砂糖）は減らす。

・具体的には、小麦、砂糖は極力控え、米も今までの半分に減らす。

・果糖を液体で摂ることは避ける。清涼飲料水、コーラ類、砂糖の入った缶コーヒー、市販の野菜ジュースや果物ジュースなど。

・果物の過量摂取は避ける。

③悪い脂質は避けて、良質の脂質を摂取する

・常温で保存できる一般的な植物油は「酸化」されやすいので避ける。
・トランス脂肪酸（マーガリン、ショートニング）は直ちにやめる。
・偽物が多いオリーブオイルには要注意。
・炒め物には、ラード、バターを用いる。
・中鎖脂肪酸のＭＣＴオイルを積極的に用いる。

④食塩をやめ、天然塩に変える

・ナトリウム（Na）しか入っていない食塩は直ちにやめる。
・カリウム（K）、マグネシウム（mg）の多い天然塩に変える。
・カリウム、マグネシウムが最も多いのは、「ぬちまーす」「雪塩」「宗谷の塩」。

第３章

マグネシウムは天才ミネラル

タンパク質（＋女性は鉄）が第一であることを繰り返し述べました。次に忘れてはならないのが、マグネシウムの摂取です。

脳の働きをよくするためには、マグネシウムが重要です。そして学習の大敵となる体の痛みを改善し、さまざまな病気の予防となるのもマグネシウムです。なのにタンパク不足と同じく、大多数の人はマグネシウムが不足しています。

第３章では、子どもの脳と体の成長に欠かせないマグネシウムの効果や、カルシウムとのバランスについて解説し、マグネシウム活用法をお伝えします。

心を安定させ、学習能力を向上させる

タンパク質と鉄に次いで意識して摂るべき栄養素が、マグネシウムです。人が生きるためのエネルギー（ATP）をつくるうえでも、不調を治すためにも、そして学習能力をアップするためにも、大切なミネラルです。

マグネシウムは精神的なストレスにより、体内からどんどん奪われていきます。子どもも大人もストレスを感じやすいといわれる現代は、マグネシウム不足を招きやすい環境であることは確かです。

マグネシウムの摂取についてはどうでしょう。日本人は精製した白米をたくさん食べています。未精白の玄米や雑穀米にはマグネシウムが含まれていますが、精製の過程で大部分が失われています。

米に限らず多くの農作物が精製されたり、食べやすく加工して売られていたりします。精製された糖質はマグネシウムが含まれていないうえに、体内では糖質を代謝するためにマグネシウムがたくさん使われてしまいます。

普通の食事をしている限り、ほとんどの人がマグネシウム不足になってしまうのは明らかです。

マグネシウムは、脳の働きをよくするミネラルの代表格です。神経伝達物質であるセロトニンやGABAをつくる際、ビタミンB6やマグネシウムがサポートしています。また、第1章でご説明したシナプスの働きにも、マグネシウムは欠かせません。神経伝達物質の放出と受容体への結合に、重要な役割を果たしているのです。

マグネシウムの不足は、うつ症状や不安症状などの精神障害にかかわっているという基礎研究もあります。また、骨の強化や血流の促進、血圧の安定に深くかかわっています。マグネシウムの不足で血流量や血圧が下がると、脳に送り込まれる酸素が足りなくなり、集中力、記憶力を低下させてしまいます。

反対にマグネシウムが十分量あれば、学習能力は向上します。マグネシウムは、脳の働きがよくなるために働く〝天才ミネラル〟なのです。

運動能力をアップし、痛みや疲れを軽減する

マグネシウムは、すべての子どもが勉強に集中するために必要なミネラルです。とくに活発なお子さんほど不足しがちなので、気をつけてください。

受験勉強に向けて課題になることとして、部活との両立があります。部活も勉強も将来

の糧になりますので、親御さんも応援し、支えたいことでしょう。

そんな親御さんたちに知っていて欲しいのは、サッカー、陸上、バレーボール、野球部などの運動部でがんばっている子どもは、日々大量にマグネシウムを消費するということです。

スポーツをすると、足がつる、痛い、疲労が残る、痙攣（けいれん）が起こる、などの症状が出ることがあります。これらはマグネシウムが不足して起きる症状です。

過去の動物実験でも同様でした。運動能力が減退した動物に、水に溶かしたマグネシウムを与えると、持続力の回復を見せたということです。運動能力が衰えたのは、マグネシウム不足が原因だったのです。

人体の研究においても、短時間運動、長時間運動のいずれも、マグネシウムを消耗させることがわかっています。

活動するためのエネルギーであるＡＴＰは、鉄とマグネシウムがあってこそ生成されるので、不足すると不調が現れて、運動能力が減退してしまいます。

また、マグネシウムは痛みの原因となる乳酸を減少させるため、十分量がないと痛みが強く出てしまいます。

痛みがあったり、疲労が溜まったりした状態で練習をつづけても、なかなか上達しませんし、ケガにもつながりやすくなります。

こむら返り（ふくらはぎが激しく痛む）もマグネシウム不足が関係しています。マグネシウムを摂りつづけていくうちに、腰痛が軽減したという人もいます。

肩こりや腰痛、腕の痛みなどがあると、学習や仕事に集中できません。気が散って、意欲が削がれてしまうのです。

勉強と部活の両立を叶えるためには、マグネシウムが不足しないように気を配ってください。

運動中の命を守るマグネシウム

疲れや痛みから体を守るだけでなく、命を守るためにもマグネシウムは必須です。スポーツをする人は健康というイメージがありますが、運動中に心不全などを起こしてしまうこともあります。ここにもマグネシウムが関係しています。

マグネシウムは運動中にどんどん失われます。不足した状態のまま運動をすると、単に疲れが溜まるだけでなく、突然の心臓疾患にみまわれることもあるのです。

コーチやトレーナー、栄養士はどこまで認識しているかわかりませんが、マグネシウムはスポーツをする子どもや大人が摂取すべき、最も重要な栄養素のひとつであることを忘れてはいけません。

もともと心臓疾患を予防するのは、マグネシウムの大きな役割です。

一般的には「高ホモシステイン」という状態がつづくと、心臓疾患のリスクは高まることが知られています。

ホモシステインは、必須アミノ酸であるメチオニンの代謝副産物として生成されるアミノ酸です。この代謝がスムーズにいかず、ホモシステインが体内に溜まると、動脈硬化を引き起こし、心臓疾患のリスクが高まるのです。

心臓疾患や動脈硬化は、高コレステロール状態だと危ないと思われていますが、じつは高ホモシステイン状態のほうがリスクは高いのです。

このホモシステインが高くなる原因は、高タンパクの食事やプロテインのせいにされがちですが、そうではありません。マグネシウム、そしてビタミンB群がしっかりあれば、タンパク質はきちんと代謝できます。高ホモシステイン状態は正常化し、心臓疾患のリスクも減少します。

問題なのは、高ホモシステインの改善策としてビタミンB群は使われているのに、マグネシウムのことは抜け落ちてしまっていることです。

心臓疾患は即、命にかかわります。

ビタミンB群は肥満の予防や改善にも欠かせませんが、その際の代謝をスムーズにするためにマグネシウムが必要不可欠です。もっともっとマグネシウムに目を向けるべきでしょう。

マグネシウムが不足するとカルシウムを溶かせない！

子どもの成長に大切な栄養として盛んに呼びかけられているのが、カルシウムです。大人も骨の健康、メンタルの健康を維持するために、カルシウムを摂りなさいと促されます。

一方で、マグネシウムの重要度は認識されていません。私はマグネシウムの探求と実践をした結果、「現在の日本人はマグネシウム不足で、カルシウム過多が起きている」と考えています。

マーク・サーカス博士の『経皮マグネシウム療法』という本に、簡単な実験の話が書いてあります。粉々にしたカルシウム錠剤を水で溶かし、溶けきれないで余った状態のところにマグネシウムの粉を混ぜると、残ったカルシウムがきれいに水に溶けます。

これは実験のコップの中だけでなく、体の中でも起こることです。カルシウムとマグネシウムは拮抗していますので、片方ばかりが多すぎると、ほかのミネラルの働きを阻害して、吸収効率を下げてしまうのです。

溶けきれなかったカルシウムは、血管、心臓、脳、腎臓など、体内のあらゆるところに、くっついてしまいます。

異所性カルシウム沈着が病気と老化の原因

体内の骨以外の部分にカルシウムが沈着することを、異所性カルシウム沈着といいます。

例えば、腎臓にカルシウムが多く、カルシウムを溶かすだけの十分なマグネシウムがないと、腎臓結石になります。膀胱全体にカルシウム沈着が広がると、膀胱が硬化し、その容量が小さくなるため、頻尿になります。

血管に沈着すると動脈硬化になります。肩に沈着すると肩関節石灰沈着症が起こり、それが神経を刺激して、激しい痛みにさいなまれることになります。

カルシウム沈着があると、組織は固くなって変形します。脊柱管狭窄症、後縦靱帯骨化症、心臓弁膜症、不整脈、肩関節周囲炎なども、同じ原因で起こります。

乳がんの治療医から、牛乳をやめるように指導される場合があります。初期乳がんの兆候である石灰化も、カルシウム過多が影響しているのではないかと推察されます。

また糖尿病や腎臓病、虚血性心疾患、脳血管障害、心不全などのリスクが高まります。

あらゆる組織にカルシウムは沈着しますので、そうなると組織の柔軟性が失われ、固くなり、機能障害を引き起こしてしまいます。

ミトコンドリアにもカルシウムは沈着する

カルシウム過多は臓器に沈着してしまうだけでなく、細胞内へのカルシウム沈着も引き起こします。細胞内や生体膜（細胞膜、ミトコンドリア膜、核膜）に溜まってしまうのです。

ＤＮＡにはタンパク質の設計図が書いてあるのですが、細胞の中にある核膜にカルシウムが沈着してしまうと、その設計図からタンパク質をつくるコーディングという能力が低下してしまいます。

また、細胞膜やミトコンドリア膜にカルシウムが沈着すると、栄養素の搬入および老廃物の排出が滞ってしまいます。そうすると、生きるエネルギーであるＡＴＰの合成能力も低下してしまうのです。ミトコンドリア内にカルシウムが沈着してしまうことで、さまざまなルートがせき止められます。

マグネシウム欠乏による症状

- 不安神経症、パニック障害、うつ病
- 偏頭痛、疼痛（とうつう）
- 肩関節石灰沈着症（肩や腕の痛み）
- 腰痛、ぎっくり腰
- 脳卒中、頭部外傷や脳外科手術のダメージ
- 高コレステロール血症、高血圧
- 肥満、メタボリック症候群、糖尿病
- PMS（月経前症候群）、月経困難症、多嚢胞性卵巣症候群（たのうほうせいらんそう）
- 不妊症、子癇、脳性麻痺
- 骨粗しょう症、骨石灰化
- 尿路結石、腎臓結石（カルシウム結石）
- 気管支喘息
- パーキンソン病、アルツハイマー病
- 慢性疲労症候群、線維筋痛症
- 化学物質過敏症
- がん
- 特発性基底核石灰化症（とくはつせいきていかくせっかいかしょう）
- 石灰沈着性腱板炎（せっかいちんちゃくせいけんばんえん）（石灰性腱炎）
- 皮膚石灰沈着症
- 動脈硬化、血管が硬くなる石灰化
- 胸部の石灰化巣陰影（せっかいかそういんえい）
- 動脈壁や心臓弁などの軟部組織に生じる石灰化

これは迷惑以外の何物でもありません。ミトコンドリアの機能低下をきたせば、学習能力も運動能力も低下してしまいます。

マグネシウムの種類について

マグネシウムの重要性をご理解いただけたと思います。

では、マグネシウムはどのように摂取すればよいのでしょうか。

マグネシウム摂取には、大きく分けて点滴、経口、経皮の３つの方法があります。

最も効果的なのは、硫酸マグネシウム入りの点滴です。２週間ごとにおこなえば、体内マグネシウムレベルを高く維持できます。

点滴は病院でおこないますので、ご自宅でできるのは、経口摂取と経皮摂取の２つの方法になります。

経口、つまり飲むマグネシウムサプリメントは、さまざまな種類があります。

お勧めしているのは、クエン酸マグネシウム、もしくはアミノ酸キレートマグネシウムです。アミノ酸キレートのマグネシウムは、グリシン酸マグネシウム、タウリン酸マグネシウムなどがよいでしょう。トレオン酸マグネシウム（別名ニューロマグ）は、中枢移行性

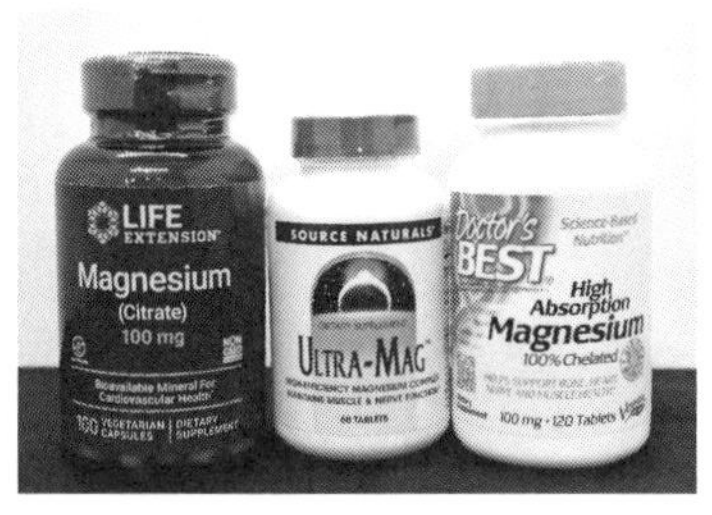

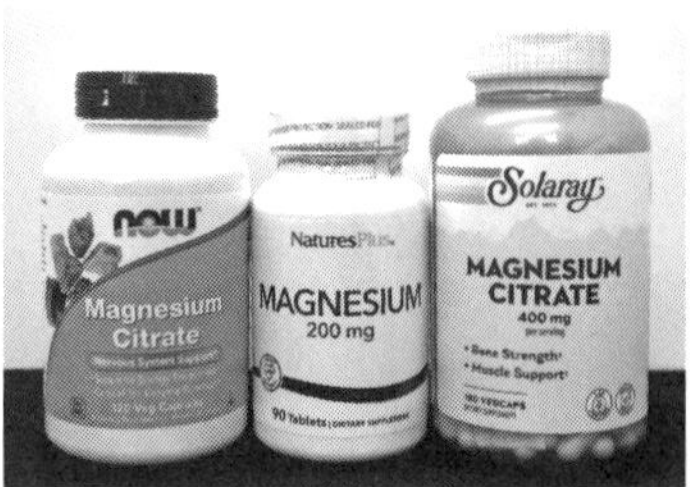

左：左からライフエクステンションのクエン酸マグネシウム（100mg）、ソースナチュラルズのウルトラマグ（200mg）、ドクターズベストの高吸収マグネシウム（100mg）
右：左からNowのマグネシウムキレート（クエン酸マグネシウム、3錠で400mg）、ネイチャーズプラスのアミノ酸キレートマグネシウム（200mg）、ソラレーのクエン酸マグネシウム（3錠で400mg）

はよいのですが、単独では効果が弱いので、飲むのであれば夜だけにして、ほかのマグネシウムと併用してください。

価格が安いのはクエン酸マグネシウム、お腹がゆるくなりにくいのはグリシン酸マグネシウムです。

注意点として、酸化マグネシウム、水酸化マグネシウム、炭酸マグネシウムは避けてください。これらは主に緩下剤として作用するため、マグネシウムはほとんど吸収されないのです。

マグネシウムのサプリメントには、酸化マグネシウムが多く配合されているものもあります。英語では「magnesium oxide」と記されていますので、製品情報をよく確認してください。

もうひとつ注意して欲しいのは、マグネシウム単剤のサプリを選ぶということです。カルシウムとマグネシウムがミックスされたサプリもあります。カルシウム過多が心配ですので、マグネシウム単剤を選んでください。

マグネシウムの摂取量について

次に、飲む量についてご説明します。マグネシウムはサプリメントの1日量として、４００～８００㎎が必要です。１錠１００㎎の含有量ならば、１日4～8錠、12錠を上限として、お腹がゆるくなるようなら量を減らす、という目安で飲んでください。

一度に飲むとお腹がゆるくなる人もいます。ご自分で試してみて、お腹がゆるくならない最大量を1日2～3回に分けて飲んでください。お腹がゆるくなったら、減量が必要です。

私は朝にクエン酸マグネシウムを２００㎎、夜にグリシン酸マグネシウムを４００㎎飲んでいます。

〈参考　各種サプリメント中に含まれるマグネシウム元素含有量〉

500mgあたりのマグネシウム元素量

- 酸化マグネシウム300mg（ただし、吸収率は4%なので選択しない）
- 炭酸マグネシウム150mg
- リンゴ酸マグネシウム95mg
- ドロマイト（白雲石）75mg
- クエン酸マグネシウム75mg
- リンゴ酸マグネシウム75mg
- 塩化マグネシウム60mg
- 乳酸マグネシウム60mg
- グリシン酸マグネシウム50mg
- 硫酸マグネシウム50mg
- タウリン酸マグネシウム50mg
- オロチン酸マグネシウム30mg
- グルコン酸マグネシウム25mg

酸化マグネシウムの元素含有量はトップです。しかし、４％しか吸収されません。

クエン酸マグネシウム１００㎎からは１００×75／５００＝15㎎のマグネシウム元素が摂れる計算になります。また、グリシン酸マグネシウム１００㎎からは１００×50／５００＝10㎎のマグネシウム元素が摂れる計算になります。

つまり、マグネシウムサプリを１０００㎎飲んでも、１００～１５０㎎のマグネシウム元素しか摂取できません。そのうち吸収できるのが25～30％です。

やはり経口だけでは、マグネシウムの摂取量は限られてしまいます。したがって、マグネシウム元素を４００㎎摂取するためには、経皮摂取との併用が必須です。塩化マグネシウムやにがりを皮膚に擦り込んだり、マグネシウムを溶かした風呂に入ったりして、経皮での摂取もぜひ心がけてください。

マグネシウム経皮摂取のやり方

皮膚を通してマグネシウムを摂る――とはいうものの、なかなかイメージがわきにくいかもしれません。ここでは具体的にご紹介していきたいと思います。

まず、塩化マグネシウムには固体と液体があります。固体にはフレーク状や粉末状のものがあります。液体の多くは「にがり」と呼ばれます。固体も液体も同じ塩化マグネシウムですが、本書では便宜上、固体のものは「塩化マグネシウム」、液体のものは「にがり」として表記します。

塩化マグネシウムは、Amazonなどのネット通販で簡単に購入できます。私が使ってみて、コストパフォーマンスや使い勝手がよいと思ったのは、食品添加物として販売されているNICHIGA（ニチガ、日本ガーリック株式会社）の塩化マグネシウム・フレークタイプです。

同社からは粉末タイプも発売されています。粉末タイプは湿気によって、カチカチに固まってしまうことがあります。長らく保管すると、金槌で叩かないと使えないほど固くなります。フレークタイプも多少は固まりますが、許容範囲なので、こちらのほうが使いやすいでしょう。

また、ルーカスギター（Lucas Guitar）の塩化マグネシウムもお勧めできます。「高濃度」と書いてありますが、ニチガと濃度は変わりません。フレーク状で使いやすく、コストパフォーマンスもいいでしょう。

ほかの添加物が入っていないなら、基本的にどのメーカーでも塩化マグネシウムは大丈夫です。入浴剤としても日々使えますので、大量にストックしておくことをお勧めします。

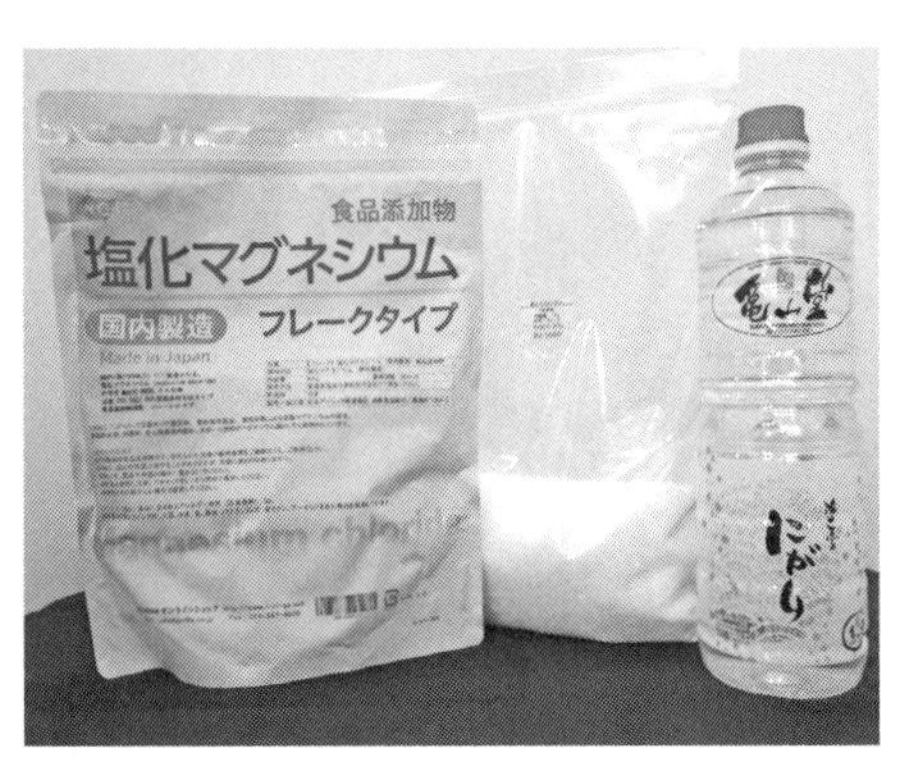

左からニチガの塩化マグネシウム（フレークタイプ）、ルーカスギター の塩化マグネシウム、亀山堂の「赤いにがり」

では塩化マグネシウムは、どのように使えばいいのでしょうか。

入浴剤としての使い方は後述しますので、まずは肌に直接塗る、擦り込む方法をお伝えします。やり方は、とってもシンプルです。

肩や腕の痛み、首筋のコリやハリ、腰の違和感、ふくらはぎがつりやすい、膝が気になる……そういった痛みや違和感を覚える箇所に直接、塩化マグネシウムを擦り込むように塗るのです。

塩化マグネシウムを指先でつまんで、手のひらに載せてください。そこに蛇口から水（または、お湯）を少し垂らします。塩化マグネシウムは、あっという間に溶けます。あとはその液体を気になるところに塗るだけです。

肌に塗ると、スーッとして心地よく感じま

す。30分もすれば大半の塩化マグネシウムは肌から吸収されますから、すぐに効果が感じられる人も多いのではないでしょうか。

本書を担当した編集者も、長年の肩・腕の痛みに悩んでいました。「整形外科で痛み止めの注射を打って薬をもらい、処方される湿布や医師のアドバイス（姿勢矯正や首・腕のストレッチ）を実践しても、一向に治らない。痛みが激しいので、仕事が手につかない」と。そこで、「塩化マグネシウムを痛い箇所に擦り込むように」とアドバイスしたところ、初日に効果を実感し、2～3日で痛みは消えたそうです。

このケースは、肩関節石灰沈着症です。マグネシウム不足によって、年齢とともに石灰（カルシウムの結晶）が肩などに溜まっていたと考えられます。

痛みが強い際は、1日に数回患部に塗って大丈夫です。肌に塗る塩化マグネシウムは吸収のよさゆえに、即効性があります。スーッと痛みが消えるという人も少なくありません。

普段でしたら、お風呂上がりのタイミングに擦り込むのが使いやすいでしょう。ただ傷やアトピーなどの炎症があると、かなりしみますので、あらかじめ薄めて塗るようにしてください。

子どもの場合も肌にしみることがありますので、お湯や水で溶かして薄めたものを親御さんがお風呂上りに塗ってあげてください。

「机で勉強する」という習慣がまだ身についていない子どもは、座っているだけで窮屈に感じて「首が痛い」と訴える場合もあります。子どもにも塩化マグネシウムを塗ってあげると、痛みや違和感などが取れて、これまでより集中して机で勉強するようになるでしょう。肌も健やかになって、一石二鳥です。

どうしても肌にしみて嫌がる、という場合はさらに薄めて使うとか、同じところだけでなく全体にサッと塗るようにします。後述するマグネシウム風呂に慣れてから直に塗る、といったステップを踏むのもよいでしょう。

塩化マグネシウムを水で溶かしたものを小さなスプレー容器に入れておくと、重宝します。容器は１００円均一のお店などに売っています。スプレー容器は持ち歩いて、外出先でも痛みを感じた際は首筋などにシュッと吹きかけます。出張や忙しい朝も、スプレー容器は便利です。

肌が弱いので刺激が強いとか、自作するのは煩わしいという人は、エプソムソルト（硫酸マグネシウム）クリーム、マグネシウムオイル（塩化マグネシウムの飽和水溶液）といった市販の製品もありますので、利用してみてください。

カルシウム過多、マグネシウム不足の療法

体内のマグネシウム量を高く維持するためには、カルシウム過多になりやすい牛乳を控える必要があります。プロテインは牛乳に溶かして飲むのではなく、できるだけ水に溶かして飲んでください。

学習や仕事の妨げになるほどの片頭痛や、首、肩、腰の痛みがある人は、マグネシウム不足です。

肩、腰、下腿などの痛みがひどい人は、痛む部分に塩化マグネシウムやにがりを擦り込むと和らいできます。この方法は即効性があるのが特長です。痛みがなくなれば、驚くほど学習や仕事にも集中できるようになるでしょう。加えて、塩化マグネシウムや硫酸マグネシウム（エプソムソルト）、あるいは両方を組み合わせたマグネシウム入浴もおこなってみてください。

にがりは洗眼、鼻うがい、歯磨きにも活用できます。目の疲れを感じるとき、風邪や花粉症で鼻や喉に違和感があるとき、そして口腔環境の改善にも活用してみてください。

カルシウム：マグネシウム＝1：2〜3が最良

カルシウムとマグネシウムの関係について、ご理解いただけたでしょうか。現代の食事における摂取比率は、カルシウムがマグネシウムの10倍にも増えていると見られています。カルシウムとマグネシウムのバランスは1：1が理想的だといわれますが、最近では1：2、私の最新の考え方では1：2〜3、が最良だと結論づけています。

現代の食事におけるカルシウムとマグネシウムのバランスは、それくらいの意識で摂らないと、間に合わないでしょう。

海水のカルシウムとマグネシウムの比率は、1：3です。生物は海の中で発生したので、血液と海水の成分はほぼ一緒。体液のミネラル組成も海水とほとんど同じです。

〈現在の海水の塩分濃度〉

水96・6％、塩分3・4％

塩分の内訳

・塩化ナトリウム77・9％

・塩化マグネシウム9・6％

・硫酸マグネシウム6・1%
・硫酸カルシウム4・0%
・塩化カリウム2・1%

質量で表すと、マグネシウムイオンは0・1272%、カルシウムイオンは0・04%です。

私が利用している亀山堂「赤いにがり」のミネラル成分によりますと、100㎖あたり、マグネシウム6500㎎、カリウム3300㎎、カルシウム2200㎎です。

こうしたことから推察すると、生命が必要とした海水のミネラルバランスに近づけるには、カルシウム：マグネシウム＝1：2〜3が最良、ということなのです。

低血圧の人はマグネシウムをゆっくりはじめる

当院でおこなっている「ビタミンB＋C＋グルタチオン点滴」には、硫酸マグネシウムが入っており、私も毎月点滴しています。

最近、その硫酸マグネシウムの量を2倍、3倍と増やしてみました。何の副作用もなく効果を感じたことから、男性の患者さんにもマグネシウムの量を増やしたところ、同じように副作用はありませんでした。

しかし女性の患者さんは、硫酸マグネシウムを増やすと、めまい、ふらつき、気分不良を訴える人が出てきました。マグネシウムが血圧を下げ、低血圧となってしまったようです。

低血圧が要因となって起こりやすいのが、起立性調節障害（ＯＤ）です。この改善のためには、プロテイン、必須アミノ酸の処方薬であるＥＳポリタミン、鉄を中心に治療を開始しますが、はじめから多めのマグネシウムのサプリメントは飲まないほうがよいでしょう。低血圧を促進してしまうからです。

プロテインと鉄が継続できてから、ビタミンなども増やしていく中で、マグネシウムを飲んでいただくのは大丈夫です。あくまで最初から飲まないだけで、飲んではいけないということではありません。プロテインを代謝するためには必要なミネラルですので、体調を見ながら少量からはじめてください。

海水マグネシウム入浴の癒しと健康効果

マグネシウム入浴については、拙著『若さを保つ栄養メソッド』でもご紹介しました。

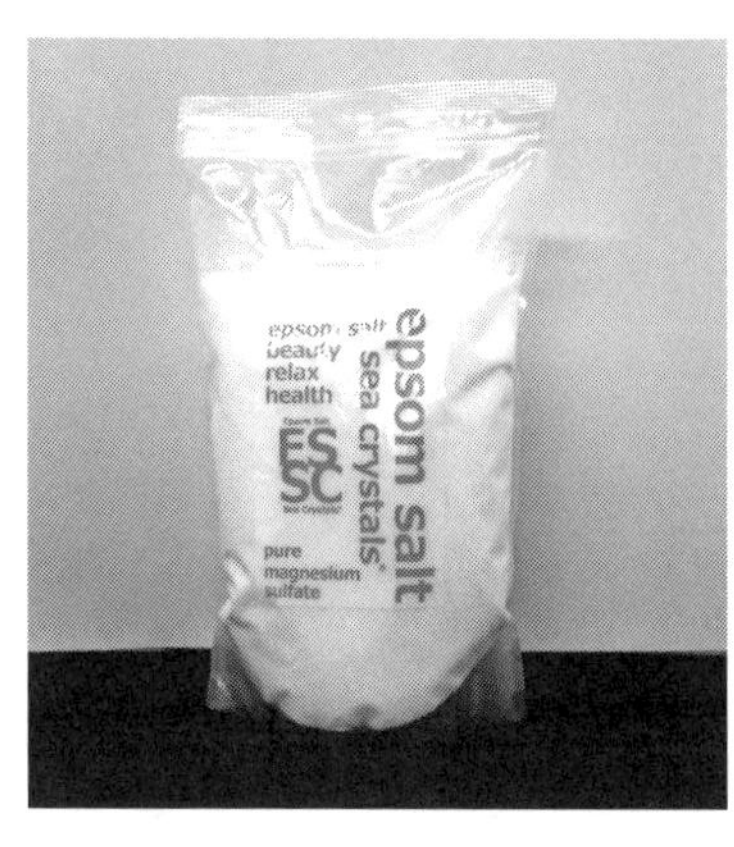

シークリスタルスのエプソムソルト（硫酸マグネシウム）

塩化マグネシウム150～300gを浴槽に入れて入浴するという健康法です。私は毎日300～400g、つまり200㎖カップ2杯弱を入れて入浴しています。

パーキンソン病で「ビタミンB＋C＋グルタチオン点滴」をつづけている患者さんは、800g入れて入浴すれば、とても効果があるとおっしゃっていました。

そのマグネシウム入浴をさらに進化させた形が、「海水マグネシウム入浴」です。これはマグネシウム剤を組み合わせて、海水のマグネシウム濃度に合わせたレシピです。

海水のミネラル濃度を分析しますと、マグネシウムは、塩化マグネシウム9・6％、硫酸マグネシウム6・1％となっています。

このマグネシウムのバランスを、市販のマ

グネシウム剤を使ってつくると、塩化マグネシウム：硫酸マグネシウム（エプソムソルト）＝3：2となります。

これで海水のマグネシウム濃度とほぼ同じになります。毎日海水浴のような、癒しのバスタイムを過ごせます。ぜひ楽しんでみてください。

「マグネシウム入浴は風呂釜を傷めませんか？」というご質問をいただくこともあります。塩分（ナトリウム）は、風呂の配管などを傷めてしまう心配があるようですが、この海水マグネシウム入浴はナトリウムを一切含みません。したがって、風呂の追い炊きをしても差し支えがないといわれています（エプソムソルトの説明書にも書いてあります）。

〈私が使用している入浴用マグネシウム〉

・塩化マグネシウム（国内製造）3・5kg×5袋をストックしています。食品添加物NICHIGA（ニチガ）5袋をまとめ買いすれば、1袋1200円ほどです。
・国産エプソムソルト（硫酸マグネシウム）のSea Crystals（シークリスタルス）。
・塩化マグネシウムは200㎖カップで150g。エプソムソルトには1杯30gのスプーンが付いています。

〈海水マグネシウム入浴〉

・使用量：塩化マグネシウム200g（200mℓカップ×1・3杯）＋硫酸マグネシウム（エプソムソルト）150g（30gスプーン×5杯）

・海水マグネシウム入浴は、塩化マグネシウム：硫酸マグネシウム（エプソムソルト）＝約3：2。

・塩化マグネシウムを主として用い、硫酸マグネシウム（エプソムソルト）を補助的に用います。肌が弱い人は少ない量から慣らしていくとよいでしょう。肌が強い人は、全体のマグネシウム量で500～800gを使っている人もいます。

・入浴は10分間をお勧めします。夏場でもお湯の温度を下げて、ゆっくり入浴してください。

安眠を促すマグネシウム入浴

マグネシウム入浴をつづけると「夜間にトイレに起きなくなった」「熟睡できるようになった」という声を多くいただきます。頻尿は過活動性膀胱などと診断されます。頻尿になる要因のひとつに、膀胱にカルシウムが沈着しているケースが考えられます。膀胱が硬くなってしまい、伸び広がることができなくなっているのです。膀胱が広がらず、尿を溜めておくことができないから、頻尿になると考えられます。

夜寝る前のマグネシウム入浴により、膀胱のカルシウム沈着が改善することで、伸展しやすくなり、頻尿が改善すると考えられます。

睡眠の質の改善については、メラトニンを飲まなくても同様の効果が得られている可能性があります。

体内でセロトニンからメラトニンへ代謝する補因子がマグネシウムです。ですから、経皮を通して体内に入ってきたマグネシウムがスムーズに代謝に使われて、メラトニンが生成されているのです。

マグネシウム入浴から上がるとすぐ眠たくなる、という人もいます。熟睡の効果を得たい人は、遅めの時間、寝る前に入浴するとよいでしょう。お湯の温度が高いと目が覚めてしまうこともあるので、ぬるめがよいでしょう。

にがり活用方法

にがりも、暮らしの中で活用しやすいマグネシウムです。にがりは豆腐をつくるときの

マグネシウムの経皮摂取で期待できる効果

・マグネシウム入浴は、体がとても温まるため、がん、神経難病などの「温熱療法」として利用できる。ケトン体値が上がる。
・こむら返り、眼瞼痙攣（がんけんけいれん）を予防する。
・打撲、疲労、筋肉痛、肩こりを改善させる。
・アトピーなどの皮膚炎を改善させる。
・夜も熟睡できる。
・ADHD（注意欠陥・多動性障害）を改善させる。
・高血圧を改善させる。
・シミに塗ることで薄くなり消えた。
・関節炎の部分にマッサージしながら塗ったら、即座に痛みがほぼ治った。
・1日に何回か口の中にスプレーすると、歯のエナメル質が活発になった。
・むずむず脚症候群の改善に最適。
・糖尿病の予防に役立つ。インスリン分泌を増やして糖の代謝を促す。(マグネシウムがないと、インスリンはブドウ糖を細胞に移動できない)
・脳卒中の予防と回復を助ける。
・不眠症の改善。
・心臓の健康状態の改善。
・エネルギー産生（ATP）を改善。
・記憶力の維持を助ける。
・体の毒素や重金属除去に極めて重要。
・骨とタンパク質生成を助ける。
・しわのある肌にスプレーして、しわを減らせる。
・神経系への鎮静効果。
・自閉症の改善の誘発。

凝固剤で、海水から塩を取り除いたあとに残った液体です。食品添加物として表示されるときは「粗製海水塩化マグネシウム」と記されます。

にがりは漢字で書くと「苦汁」。舐めてみると、その名の通り〝苦い〟味がします。「塩からい」と表現する人もいますが、塩分（ナトリウム）は除去されていますので、塩の味ではありません。

にがり（液体）は固体の塩化マグネシウムよりもやや値が張りますので、入浴剤として使うにはもったいないと感じる人もいるでしょう。にがりは液体であることから、それ以外にもさまざまな使い方ができます。

まず、目を洗ったり、鼻の奥を洗ったり（鼻うがい）するときに利用できます。目を洗う「アイボン」や鼻うがい用の「ハナノア」を使い終わってから、詰め替えの中身を買ってもよいのですが、割高に感じる人は、にがりを使うとよいでしょう。アイボン、ハナノアのそれぞれの容器に、にがりを数滴入れ、お湯で薄めて使います。

顔や頭に塗って、１時間後にお湯で洗い流してもＯＫです。肌がつるつるする美容効果にもなります。首や腰、肩、ひざ、ふくらはぎに擦り込むのもよいでしょう。痛みに悩んでいる人は、痛む部分を中心にしっかり擦り込んでみてください。

「飲用可能」と表示されている場合は、お茶や水あるいは味噌汁に、にがりを数滴入れて飲んでもいいでしょう。亀山堂「赤いにがり」は広い用途に使えますので、お勧めです。ちなみに私はにがりを飲むこともありますが、基本的には「ぬちまーす」をお茶に溶かして飲んでいます。

にがり歯磨きで歯石予防

歯科に定期的に通い、歯石を取ってもらっている人は多いでしょう。私も色素沈着と歯石をクリーニングするために、6〜9か月ほどの間隔で歯科医院に行っています。

歯石は普段の歯磨きで落とし切れていないプラーク（細菌のかたまり）が、リン酸カルシウムと一緒になり、石灰化して硬くなったものです。歯科で定期的に取り除く必要があります。歯石そのものがむし歯を引き起こすわけではありませんが、歯石の表面がざらざらしているので、そこに細菌が増殖して歯周病を引き起こします。

これも結局、口腔内がマグネシウム不足となっているためです。石灰化したカルシウムを溶解できず、歯石となって沈着しているのです。

マグネシウム単剤サプリを飲んで、マグネシウム入浴をして、にがり（塩化マグネシウム）で歯磨きをすれば、歯石は予防できるはずです。

これまでは、歯石除去を含めたクリーニングの処置に1時間ほどかかっていました。

ところが、にがり歯磨きをはじめて半年経った頃、クリーニングに行ったとき、所要時間は20分程度でした。あっという間に終わってしまったのです。

歯科衛生士に「今回は色素沈着、歯石がとても少なかったです」といわれました。

「半年前から、にがりで歯磨きをしているんですよ」と伝えると、キョトンとされていました。ご理解いただけなかった様子です。

栄養療法を習慣にするには、新ATPセットが最適

さて、ここまでタンパク質、鉄、マグネシウムの重要性を見てきました。

これらを継続できるようになれば、エネルギー代謝促進や抗酸化作用のあるビタミンB群、ビタミンC、ビタミンEを加えた、「新ATPセット」をお勧めします。

新ATPセットとは、生きるエネルギー・ATPを量産するための補酵素、補因子として有効な、ビタミン・ミネラルを組み合わせたものです。

繰り返しますが、ビタミン・ミネラルのサプリメントを飲みはじめる前に、普段の食事では高タンパク／低糖質食を心がけ、プロテインと鉄を継続できていることが前提です。

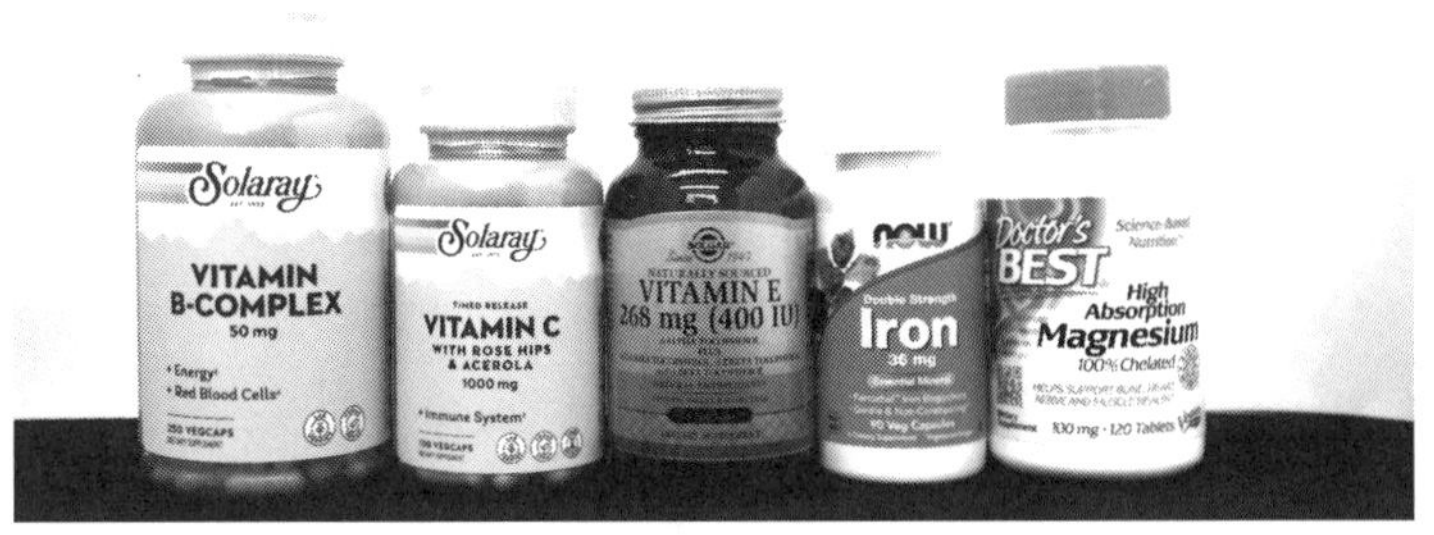

新ATPセット。左からソラレーのビタミンBコンプレックス50、ソラレーのビタミンC1000、ソルガーのビタミンE400（d-α-トコフェロール含有）、 Nowアイアン36mg、ドクターズベストの高吸収マグネシウム（100mg）

白米やパン、麺類、菓子など炭水化物を減らし、卵や肉などのタンパク質を積極的に摂ります。加えて、男女ともに毎日20g（60cc）×2回のプロテインを飲めるようになってから、新ATPセットを習慣にするとよいでしょう。これによって、脳の活性化はもちろん、体調面も整っていくでしょう。

〈新ATPセット　1日の摂取目安〉

・鉄：Nowアイアン36mg（キレート鉄）、必要量約100mg
・マグネシウム：400〜800mg
・ビタミンB：B50コンプレックス、必要量100〜300mg
・ビタミンC：C1000、必要量3000〜9000mg

・ビタミンE：E400（d‐α‐トコフェロール含有）、必要量400〜800IU
※IU：国際単位（International Unit）の略。

〈新ATPセット　飲み方の参考例・1日量〉

・鉄：Nowアイアン36㎎（キレート鉄）、3錠（夕に3錠）
・マグネシウム：100㎎、4錠（朝夕に2錠ずつ）
・ビタミンB：B50コンプレックス、2錠（朝夕に1錠ずつ）
・ビタミンC：C1000、3錠（朝昼夕に1錠ずつ）
・ビタミンE：E400（d‐α‐トコフェロール含有）、1錠（朝に1錠）
※鉄とEは同時に摂取してはいけません。Eは朝、鉄は夕というように8時間ほど時間をずらして服用してください。
※マグネシウムとビタミンCは、お腹がゆるくならない最大量を摂ります。お腹がゆるくなったら減量してください。
※B50は夜遅い時間に飲むと不眠になることがあります。夕方はできるだけ早い時間に飲むようにしてください。

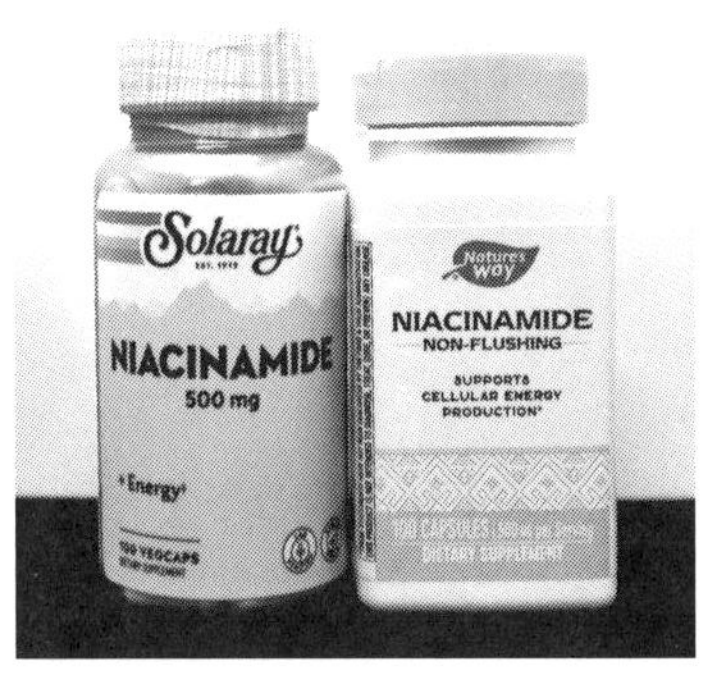

左からソラレーのナイアシンアミド（500mg）、ネイチャーズウェイのナイアシンアミド（500mg）

うつ、パニック、イライラ、怒りっぽいなどのメンタル不調、不眠に悩む方は、新ATPセットに加えてナイアシンアミドを摂取してください。500mg、3錠（朝昼夕1錠）で開始して、1週間後には6錠（朝昼夕2錠）に増量します。吐き気や眠気が出たら減量してください。

子どもの栄養療法のはじめ方

一方、子どもの場合は「プロテインと鉄」までは同じですが、その次にナイアシンアミド、マグネシウムを飲みます。幼児はしばらくそれをつづけてください。

それらがしっかり飲めているか様子を見な

がら、小学校中学年～中学生はビタミンB、ビタミンC、ビタミンEを加えてもよいでしょう。

ナイアシンアミドは心の安定をもたらすビタミンとして、以前からお勧めしていますが、マグネシウムにも同様の作用があります。睡眠を促すメラトニンや心を穏やかにするセロトニンをつくるときにも、マグネシウムは補因子となって働きます。

大人の場合も精神的な不調を抱えている人は、子どもと同様にプロテイン、鉄、マグネシウムまでは一緒で、その後はほかのビタミン類よりもナイアシンアミドを優先してください。またリウマチを治したい人も、ナイアシンアミドを優先します。

発達に課題のある子どもの栄養療法は、第4章に詳述いたします。

精神的な問題はないけれど、体力がなくて疲れやすいという人は、ビタミンB、ビタミンC、ビタミンEを摂って、ATPがたくさんつくれるようにしてください。

〈子どものミネラル・ビタミン　1日の摂取目安〉

錠剤やカプセルが飲めない2～10歳児向けの飲み方の工夫をご紹介します。

・鉄

処方薬インクレミンシロップ10㎖（鉄60㎎）

サプリなら、舐めるタイプのチュアブル鉄27㎎×2錠（夕に1回）

・ナイアシンアミド

6歳までは1000㎎（1日2回、朝夕）～1500㎎（1日3回、朝昼夕）

7歳からは2000㎎（1日2回、朝夕）～3000㎎（1日3回、朝昼夕）

カプセルを外し、中身をほかのものに混ぜて飲みます。

かなり苦いので、もともと苦いココア、チョコアイス、チョコプロテイン、ミロなどに混ぜると飲みやすいでしょう。バナナ味プロテインに混ぜても飲めるようです。

・マグネシウム

マグネシウム100㎎のカプセルを外し、中身をプロテインなどに混ぜます。

基本量は100㎎×2回です。お腹がゆるくなれば100㎎×1回に減量します。

お腹がゆるくなければ100㎎×4回に増量します。

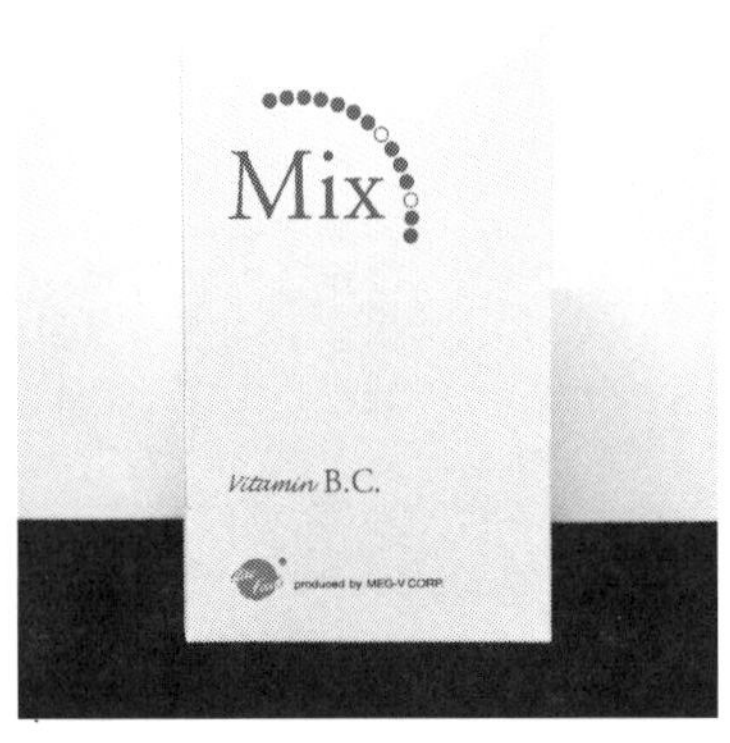

メグビーミックス（ビタミンB群、Ｃ、ナイアシンアミド含有）

・その他のビタミン

鉄、ナイアシンアミド、マグネシウムが継続でき、マグネシウムの必要量も把握できたら、メグビーミックスを推奨します。かなり酸っぱいので、オレンジジュースなどに混ぜると飲みやすいでしょう。１包にビタミンＣは２g、ビタミンＢ１、Ｂ２、Ｂ６は15mg、ナイアシンアミドは１５０mgが含まれています。

ビタミンＣ投与量の最大量は、10歳まで「年齢×１g」です。２〜３歳では１／２包×２回、４歳以降は１包×２回を目安にしてください。お腹がゆるくなればその都度、量を減らしてください。

○○という病気を治すために何のサプリメントが必要ですか？

メッセンジャーではこのような質問が、毎日山のように届きます。他人にそんなつまらない質問をしている限り、永遠に治りません。答えは、「すべての病気の治療は同じ」ということです。さらにいえば、「病気を治すための栄養素」＝「アスリートに必要な栄養素」＝「脳の働きに重要な栄養素」です。人間なので必要な栄養素は、みな同じです。

これまで繰り返しお伝えしてきましたが、以下のことを心がけてください。

・高タンパク／低糖質食＋プロテイン×2回。
・良い油を摂取し、悪い油をやめる。
・良い塩を摂取し、悪い塩をやめる。
・サプリは、鉄、C1000、ナイアシンアミド、マグネシウムから開始する。
・それができていれば、ビタミンB50、ビタミンE400を開始する。
・新ATPセットを習慣化する。

また「サプリメントは、どの会社がよいでしょうか?」というご質問も多く届きます。ナイアシンアミド500、B50、C1000はどの会社のサプリでも同じ内容なので、どれを選んでもかまいません。

当院では、Solaray（ソラレー）を購入していますが、在庫がない場合にはNature's Way（ネイチャーズウェイ）、Now（ナウ）のものを購入しています。

ビタミンEは、必ず天然型（d-α）を選択し、合成型（DL）は選択しないようにしてください。合成型は効果がありません。当院では、NowドライE400を購入しています。普通のNowビタミンE400、Solgar（ソルガー）のビタミンE400でも大丈夫です。ビタミンEにはd-αトコフェロールの製品と、ミックストコフェロールの製品があります。私はd-αを1瓶空けたら、次はミックスを1瓶、というように1瓶ごと交互に飲んでいます。

マグネシウムは先述したように、カルシウムが含まれていないもの、酸化マグネシウムを使用していないものを選んで飲んでください。

アミノ酸を重視した、完全栄養食のレシピを考案しました。

新ATPセットを習慣化されている方は、上級編として試してみてください。

〈完全栄養食　上級者向き〉

以下の容量をそれぞれ1日2回

・プロテイン20g（60cc）
・ESポリタミン2g
・グルタミン5g
・AAKG（アルギニン）2g
・NACパウダー1000mgを1g
・メグビーミックス1包
・MCTパウダー3g
・ぬちまーす適量
・クエン酸少量

第４章

発達に課題がある子どもの栄養療法

今、子どもたちに多くの異変が起きています。乳児期は夜泣きや発達の心配、幼児期になると落ち着きがない、無気力で寝てばかりいる、言葉が遅い。小学生になると勉強についていけない、みんなと一緒に遊べない、やがて朝起きられなくなる、学校への行き渋り……。

このような心配があるようでしたら、食事の栄養を見直してください。そして、栄養療法をはじめてください。発達に課題があるお子さんの場合、大人とはサプリメントの優先順位が異なります。また、体質に合うサプリメントも異なりますので、注意が必要です。

第４章では、発達に課題のある子どもの栄養療法について詳しく見ていきます。

発達障害と呼ばれる子どもはなぜ増加しているのか

発達障害と呼ばれる子どもたちが増えていると、たびたび報じられます。実際、この10年間で小中学校全体の児童・生徒数は減少しているにもかかわらず、発達障害等のある子どもが通う特別支援学級は増えています。在籍者数は２０１１年度の約15万人から、２０２１年度には約32万人に倍増しているということです。

また普通学級にも、発達障害の中の「学習障害」と呼ばれる子どもは増えており、教師の指導マニュアルなども出ています。学習障害とは、知的な遅れはないものの、読み書き計算、推論などの学習に必要な能力がなかなか身につかず、学習に困難を抱えていることです。

なぜ、学習障害を含む発達障害の子どもが増えているのでしょうか。

その理由については、「発達障害について、以前よりも早く発見されるようになった」「障害に対する理解が進み、支援学級に入ることに抵抗が少なくなった」などといわれています。

でも、そればかりではないでしょう。支援学級のお子さんが増えているのもそうですし、支援学級に入ったほうがよいかどうか迷われるボーダーラインのお子さんたちも、明らかに増えています。これは日々たくさんの患者さんを診ている開業医の実感です。
発達障害の子どもが増えている要因、そこにはやはり、質的栄養失調があります。
とくに子どもの場合は、次の２つが大きく影響しています。

・白米、パン、麺類、お菓子の食べすぎによる、糖質過多。
・肉、魚、卵を食べないことによる、タンパク・鉄・脂質不足。

糖質の摂りすぎが大きな要因のひとつ

実際に、発達に課題があるお子さんの診察で共通しているのは、どの子も糖質を摂りすぎているということです。親子で甘いものが大好きというケースも多く見られます。

子どもはお菓子が好きというのは、今も昔も変わらないのかもしれません。しかし、ひと昔前はおやつといっても駄菓子程度で、すべてが甘いものではなく、昆布やするめ、ピーナツのようなものもありました。ケーキやエクレアなどは、わざわざ洋菓子店に行ったときだけの特別なおやつでした。もっと昔は、サツマイモを蒸かしたものがおやつだったという人もいるでしょう。

しかし今は、毎日のようにコンビニで洋菓子店さながらのスイーツを買ってきて、たくさん食べられる時代です。

甘いお菓子が当たり前、しょっぱいお菓子はポテトチップス、これでは明らかに糖質の摂りすぎです。酸化した植物油脂やトランス脂肪酸の摂りすぎにもなってしまいます。

お菓子を食べるのが日常になると、それだけでお腹を満たしてしまうため、タンパク質などの大事な栄養を摂ることができなくなってしまいます。

比較的きちんとした食事、いわゆる「バランスのよい食事」をしていたとしても、タンパク質とビタミン、ミネラルは不足します。化学肥料や農薬を多用した大量生産の農業により、そもそも作物から得られるビタミン、ミネラルが減っているからです。

実際、診療に来られるお子さんは、パンや米、うどんなど「白いもの」ばかり欲しがります。そうするとタンパク質と鉄の不足になり、そのせいで余計に糖質ばかりを欲してしまう悪循環に陥ります。

子どもは動き回ってエネルギーを使いますので、糖質をゼロにする必要はありませんが、お菓子、パン、麺類、白米ばかり食べるのはやめましょう。プロテインを一定量飲めるお子さんは、食事の前にプロテインを飲んでもらうなど、工夫してみてください。プロテインはお腹を満たしてくれるので、お菓子やパンなどを食べる量は減ってくると思います。

向精神薬を飲ませる治療だけでよいのか

発達障害の中でも、ＡＤＨＤ（注意欠陥・多動性障害）と診断された子どもの中には、向精神薬を処方されるケースがあります。

ＡＤＨＤに対しては、覚醒剤と同じ作用があるリタリンという薬が使用されていました。この主成分であるメチルフェニデートは依存性があることから、「麻薬及び向精神薬取締法」で指定されています。リタリンは依存性が問題になり、２００７年からＡＤＨＤに対しては使用できなくなりました。

その後、リタリンに替わってコンサータという薬が処方されるようになりました。リタリンと同じく、脳の神経伝達機能に作用し、集中力を高める効果があります。

コンサータのほかに、ストラテラやインチュニブなどの薬もありますが、これらは第１章で解説した神経伝達物質を増やす働きのある薬です。ドーパミンやノルアドレナリンなどが急激に増えることで、教室で立ち歩きしてしまうお子さんも、集中して机に座っていることができます。

しかし、現在使われている向精神薬は、以前使われていたリタリンよりは依存性が薄まったとはいえ、長期的にどのような弊害があるのかデータはありません。子どもの頃から飲みつづけている人で、大人になってもやめられないという人もたくさんいます。

先日もコンサータを処方されたという4歳のお子さんが受診されましたが、向精神薬が低年齢から処方できるようになっているのは疑問です。

コンサータやストラテラなどの薬は、多動の子どもを一時的におとなしくさせるためのものでしかありません。治るわけではないのです。長期的な投与による副作用もまだはっきりしていないのが現状です。

私はこうした薬は処方しません。何らかの薬を使うにしろ、少量および短期間で済むように、栄養療法による改善を目指しています。

子どもとお母さんは一緒にカルテをつくる

第2章でも述べましたが、未就学児から小学生の場合は、親子一緒にカルテをつくります。お母さんも体調不良に悩まされていたり、イライラなどの不定愁訴があったり、血液検査をするとフェリチンがとても低かったりすること（鉄不足）が多いからです。

実際、血液検査の結果を見ると、お母さんのBUN（タンパク不足を測る指標となる尿素窒素）およびフェリチンのデータは、子どものBUNおよびフェリチンのデータとそっくりです。「これは遺伝ですか？」とよく訊かれますが、遺伝というよりも食べているものが同じだからでしょう。

お子さんの困りごと、問題のある行動を改善させたいなら、お母さんも一緒に毎日プロテインを2回飲み、卵、肉をしっかり食べ、糖質を減らすことが最重要です。

親子で一緒にカルテをつくり、一緒に治療を開始すると、お母さんのほうが子どもよりも早く効果を実感されます。大人は指示された食事やサプリメントをすぐに実行できますが、子どもはすぐにプロテインが飲めなかったり、タンパク質中心の食事に切り替えられなかったりするからです。

お母さんから、栄養療法により「朝起きがラクになった」「疲れにくくなった」「イライラして、強くいいすぎることがなくなった」など、うれしいお声をいただきます。

親が率先してプロテインを飲むべき理由

親御さんが元気になることは、とても大切です。お子さんのために心療内科を受診されるお母さんは、そこに至るまでに悩みに悩んでおられます。ご自身のことは脇に置いて、お子さんの世話を焼いている人も多いです。しかし、それでは親御さんの心身がもちません。

あるいは、お母さんも困り果ててイライラして子どもに怒ってしまう、という悩みを抱えている人もまた多いのです。しかし、お母さんがイライラして叱りつけるばかりだと、子どもが落ち着くことはできないのです。

子どもの発達障害や、うつ症状、不登校などは、子ども自身の特性である場合もありますが、親御さんとの関係性の中で出てきている症状もあるのです。

ですから、まずはお母さんが穏やかに、どんと構えて対処できるようになっていただけると、お子さんの症状も改善されていく、という好循環が起きます。

そうしたことも含めて、お母さん、お父さんがプロテインを飲むことはとても大事です。それに、親御さんがプロテインを飲んでいないと、子どももなかなか飲みません。子どもだけに飲ませようとしても、うまくいかないのです。

1日2回、親御さんがプロテインを飲んでいる姿を子どもに見せる。そして親子一緒に飲む習慣をつくることが大切です。一緒につづけていただくと、一緒に元気になっていくことができます。

発達障害・問題行動の改善セット

精神発達遅滞、ダウン症、ADHD、LD、ASD、PDDなどの診断名や病名はいくつもありますが、それらにとらわれても意味はありません。すべての原因は栄養不足にありますので、すべて同じ治療で改善します。

まず、プロテインと鉄を摂る。

これを先に開始しておくことが必須条件です。

子どもは、プロテイン1日5g（15cc）〜10g（30cc）×2回をしばらくつづけます。焦って量を盛りすぎないことが最重要です。お母さんも必ず一緒にプロテインを1日2回飲みます。母親が2回飲まないと、子どもも2回飲みません。

そのうえで、ナイアシンアミド、マグネシウムへと進みます。

鉄の効果的な飲み方

朝起きられない起立性調節障害や、発達障害の中でもADHDなど落ち着きがない症状は、顕著な鉄不足の症状ですので、鉄が満たされると驚くほど改善することがあります。

当院では子どもの様子や年齢などを鑑みて、処方薬の鉄剤フェルム（100㎎）、もしくは液状で飲みやすいインクレミンシロップ10㎖（鉄60㎎）からはじめます。サプリメントが飲めるようならNowアイアン36㎎×2〜3錠、もしくは舐めるタイプのチュアブル鉄27㎎×2〜4錠を投与します。

このように子どもも大人と同様、処方薬の鉄、あるいはキレート鉄を使います。ヘム鉄のサプリメントでは効果はありません。

成人の場合は男性の鉄不足は少ないのですが、子どもの場合は男女の違いなく投与します。男子の「落ち着きがない」という症状は、ほとんどが鉄不足です。

ナイアシンアミドの飲み方

ナイアシン類は別名ビタミンB3と呼ばれ、皮膚や粘膜の健康維持を助けるほか、脳神経を正常に働かせる効果があります。欧米のオーソモレキュラーでは、統合失調症の治療などに用いられて成果を上げています。

発達に課題のある子どもの場合も、ナイアシン類は必須になります。

ナイアシンそのものは効果の高いサプリメントですが、頬が赤くなったり、ピリピリとしたかゆみを感じたりする「ナイアシンフラッシュ」という症状が出ることがあります。

そこで、ナイアシンアミドというアミド化（一部アミド基を置き換える）されたサプリメントを用います。ナイアシンアミドでフラッシュが出る確率は、約１％とわずかです。子どもの場合はナイアシンアミドで十分な効果が出ることが多いでしょう。

６歳まではナイアシンアミド５００㎎×２〜３錠、７歳からは５００㎎×４〜６錠を１日のうちに２〜３回に分けて飲みます。

カプセルが飲めなければ、カプセルの中身を出して、ほかのものに混ぜてあげるとよいでしょう。ナイアシンアミドはかなり苦いので、もともと苦みのあるココア、チョコプロテイン、チョコアイス、ミロなどに混ぜると違和感が少ないと思います。

フラッシュフリーナイアシンの飲み方

フラッシュを避けるためには、ナイアシンアミドを用いる以外に、フラッシュフリーナイアシンを選択することもできます。こちらはナイアシンアミドのように苦くなく、無味のサプリメントです。どうしても苦いものを飲めない場合は、こちらを使ってください。

当院では、Life Extension（ライフエクステンション）のノーフラッシュナイアシン８００

mgを使っています。これには640mgのナイアシンが含まれています。ノーフラッシュナイアシンは、フラッシュフリーナイアシンと同じ意味です。

フラッシュフリーとはいえ、10％の確率でフラッシュが起こるとされているため、まずは少量からはじめます。

目標量は、1～6歳までは640mg×2～3錠、7歳からは640mg×4～6錠を1日2～3回に分けて飲みます。

カプセルから出して飲む場合は、プロテインやヨーグルトに混ぜて飲んでください。無味なので何に混ぜても大丈夫です。

このように、子どもにはナイアシンアミドかフラッシュフリーナイアシンを使います。フラッシュが起こりやすいナイアシンは子どもには与えないでください。

マグネシウムの飲み方

第3章でご説明した通り、マグネシウムは子どもの心身の発達に欠かせないミネラルです。ミネラルの鉄と同じく、生きるエネルギーであるATPをつくるために必須のものです。

発達に課題のある子どもの中には、ナイアシン類よりもマグネシウムが効果的なケースがあります。最初は少量から試して、どちらが合うか見極めていきます。

飲む量としては、１００㎎×２～４カプセルを1日2回に分けて飲み、お腹がゆるくなれば減量します。

クエン酸マグネシウムのカプセルが飲めなければ、カプセルの中身を出して、プロテインなどに混ぜても大丈夫です。もしくはパウダータイプのマグネシウムを使ってもいいでしょう。

また経口で飲むだけではなく、塩化マグネシウム４００～６００gを入れたお風呂にも毎日入りましょう。

ビタミンB、ビタミンCへ進む

大人の場合はプロテインと鉄が順調に飲めていれば、新ＡＴＰセットのビタミンB、ビタミンC、ビタミンEを同時に飲みはじめてもかまいません。しかし、子どもの場合はビタミンに進む際は慎重にしてください。プロテイン、鉄、ナイアシンアミド、マグネシウムがしっかり飲めているか、様子を見ながら進みましょう。

小学校低学年までの子どもは、サプリメントをたくさん飲むのを嫌がるようであれば、無理をさせないでください。最低限の量でもつづけることを優先しましょう。

小学校中学年〜中学生になれば、ビタミンB、ビタミンC、ビタミンEを加えてもよいでしょう。

子どもには単体のサプリメントより、メグビー社のビタミンサプリであるメグビーミックスを推奨しています。1包にビタミンB1、B2、B6が15mg、ナイアシンアミド150mg、ビタミンC2000mgを含有しています。もしくはメグビードリンクもいいでしょう。こちらは1パックにビタミンB1、B2、B6が10mg、ナイアシンアミド100mg、ビタミンC3000mgを含有しています。

ビタミンCの上限は、10歳までは年齢と同じグラム数で考えてください。4歳なら1日2g×2回で4g、お腹がゆるくなれば減量します。

ADHDにはナイアシン不足型とマグネシウム不足型がある！

分子栄養療法に基づいた発達障害の子どもの治療をつづけてきて、ここ数年で大きくアップデートした点が、マグネシウムの必要性です。

子どもの治療については、タンパク質と鉄を満たしたら、次にナイアシンアミド、そしてビタミンB、ビタミンC、ビタミンEという順番で、これまで飲んでもらっていました。

ナイアシンアミドをしっかり飲むと、落ち着く子どもがたくさんいました。

一方で、まれにナイアシンアミドの効果が出ない、かえって落ち着かなくなるという子どももいたのです。ナイアシンアミドを飲むと多動が出る、飲むのをやめたら落ち着く、という子どももいました。

こうした子どもに、いったんナイアシンアミドを中断してマグネシウムを与える――しかも量を増やして与える――と、みるみる改善したという例が出てきたのです。

この場合は「マグネシウム不足型」であることがわかってきました。

当院では、マグネシウムは子どもに２００～４００㎎を与えます。しかし、マグネシウム不足型の子どもはそれでも足りないので、さらに増やします。

症状が落ち着いた後、ナイアシンアミドを追加すると、ハイテンションにはなりません。

反対に「ナイアシン不足型」は、マグネシウム１００㎎を朝に飲むだけでお腹が下ってしまうのです。そうした人にはナイアシンアミドをしっかり飲んでもらいました。

ＡＤＨＤ（注意欠陥・多動性障害）の治療は、プロテイン＋鉄＋ナイアシンアミドがほとんどの症例に効きます。カナダのオーソモレキュラー医であるホッファー博士は、これにビタミンＣを加えた場合の有効率は約90％だとしていました。

こうしたケースを診るうちに、ＡＤＨＤにはナイアシン不足型とマグネシウム不足型があるようだということがわかってきました。

これは大きな発見でした。なぜ「ナイアシンアミドが合う人」と「マグネシウムが合う人」がいるのか、それについてのメカニズムは、はっきりしませんでした。しかしそれ以降の子どもの治療は、プロテイン＋鉄＋ナイアシンアミド＋マグネシウムでおこなうようになったのです。

ナイアシン不足型とマグネシウム不足型の鑑別

ＡＤＨＤの治療は、ナイアシンアミド（もしくはフラッシュフリーナイアシン）、マグネシウム１００㎎で開始します。

マグネシウム不足型の人は、親子ともに１００㎎×４錠（朝2錠、夕2錠）を飲んでも、まったくお腹がゆるくなりません。そのような人には、マグネシウムの量を増やしてみて、どの量でお腹がゆるくなるかを確認するように伝えています。

中には、１００mg×10～12錠でもまったくお腹がゆるくならない人もいます。

マグネシウムについては「お腹がゆるくならない最大量」で継続するよう伝えています。

たくさんマグネシウムが飲める人の場合は、ナイアシンアミドは５００mg×１～２錠と少量にしてもらいます。

反対にナイアシン不足型の人は、親子ともに少量のマグネシウムでも、お腹がゆるくなってしまいます。１００mg×４錠が飲めず、中には１００mg×１錠ですら飲めない人もいます。

そのような人には、マグネシウムを減量してナイアシンアミドを十分量飲むように伝えています。

ナイアシンアミドは、１～６歳までは５００mg×２～３錠（1日2～3回に分けて）、７歳以上なら５００mg×４～６錠（1日2～3回に分けて）。フラッシュフリーなら、１～６歳までは６４０mg×２錠（1日2回に分けて）、７歳以上なら６４０mg×４錠（1日2回に分けて）を飲んでください。

ビタミンCパウダーやメグビーミックスを追加するのは、上記のナイアシンアミド、マグネシウムの必要量を確認してから、ゆっくりとはじめます。

ハーレル母子が残した子どもたちへの思い

私が実践する栄養療法は、三石巌先生が提唱された分子栄養学に糖質制限と鉄不足の解消を加えたものをベースにして、欧米のオーソモレキュラーを組み合わせた実践方法です。

オーソモレキュラーは、カナダの精神科医エイブラム・ホッファー博士、ライナス・ポーリング博士、現代ではアンドリュー・ソウル博士らが広めてきた栄養療法です。

栄養療法、メガビタミン療法とも呼ばれるこの方法を推進する医師に対して、圧力が多い中、アメリカのルース・フリン・ハーレルという理学博士は、とくに知的障害のある子どもへの栄養療法を実践し、成果を上げました。

ハーレル博士の成果は埋もれているも同然でしたが、ハーレル博士の娘であるキャップ教授がその意志を受け継ぎました。そしてダウン症の子どもに多くのビタミン・ミネラルを投与することで、その症状に改善が見られたことを1981年に発表しました。子どものIQが上がったのです。

キャップ教授は1982年に来日し、講演もおこないました。その際には三石巌先生とお話もなさったということです。

講演では、多くのダウン症の子どもの知能に改善が見られたとの発表がありました。その指示量は、次の通りです。

〈キャップ教授の知能改善の処方箋〉

・ビタミンA、１５００ＩＵ
・ビタミンD、３００ＩＵ
・ビタミンB１、３００mg
・ビタミンB２、２００mg
・ナイアシン（B3）、７５０mg
・ビタミンB６、３５０mg
・ビタミンB12、１mg
・ビタミンB５、４５０mg
・葉酸、４mg
・ビタミンC、１・５g（１５００mg）
・ビタミンE、６００ＩＵ
・カルシウム、４００mg
・銅、１・75mg

・亜鉛、30mg
・マンガン、3mg
・鉄、7・5mg
・ヨウ素、0・15mg

夕食の席上、三石先生がキャップ教授にご自身の栄養素の1日摂取量を訊ねたところ、上記の数字とまったく同じでした。要するに彼女は、健康維持のための必要量を、知的障害の改善に必要な量と等しいと考えている、ということなのです。

三石巌先生、ハーレル博士、キャップ教授という3人の天才科学者たちは、課題を抱える子どもたちへの栄養療法を研究、実践した偉大なる先人といえます。その3人が揃って、「ダウン症や知的障害患者は、ビタミンの確率的親和力が低いことから、改善のためにはメガビタミンが必要」という結論に至っています。

私はこれらの先人の知恵をベースに、糖質制限の考え方を加え、タンパク質、鉄、ナイアシンアミド、マグネシウムを増量するという方法をプラスして実践している、というわけです。

尊敬する先人の研究を埋もれさせてはいけません。メガビタミンや栄養の知識は、これからもっと必要な知識になっていきます。

現代の環境にマッチした形でアップデートして、親子の笑顔を増やすために、これからも発信をつづけていきたいと思っています。

第５章

症例集

——学校に行けた！　成績が上がった！
発達の課題、子どもの不調の改善例

当院で鉄の投与を中心とした栄養療法をはじめた頃は、若い女性の潜在性鉄欠乏症による、うつ・パニックの患者さんが多く受診されました。その後、子どもの発達に悩む親御さん（とくにお母さん）が、親子で受診されることが多くなりました。

初診の際、「発達障害は治らないといわれました」と診察室で肩を落としていたお母さんが、お子さんが変化していくにつれて、どんどん笑顔になっていかれます。その笑顔が何より診療の励みになっています。

昨今はあらかじめ本を読んで、プロテインだけは、すでにはじめている方も多く、そうした場合は回復も早くなる傾向にあります。

本章では、子どもの発達障害や起立性調節障害（ＯＤ）、その他のさまざまな不調がどのような経過をたどって改善したか、ご紹介いたします。これらは数多くある症例のほんの一部です。

改善例をご覧になれば、一般的におこなわれている薬物療法などの治療はどれだけ的外れであるか、おわかりになると思います。

症例に記された用量は、１日量を示しています。

症例では受診時の血液検査の数値が記されています。主な検査項目について、最初にご説明します。一般的な基準値とは、健康な人の多くの検査データを基にして、統計学的に求められた数値のことで、95％の人が基準値の範囲に該当しているといわれています。

なお、BUN（尿素窒素）とMCV（赤血球恒数）、およびフェリチンについては、当院独自の基準で判断しておりますので、「当院での目標値」として記しています。また、今回の症例ではRBC（赤血球数）やHbA1c（ヘモグロビンエーワシー）、MCV（赤血球恒数）については出てきませんが、重要な数値であるため、ご参考までに掲載しておきます。

・BUN（尿素窒素）……血液中の尿素に含まれる窒素成分のことです。クレアチニンとBUNの両方が高い場合は腎機能障害、基準値未満はタンパク質摂取不足です（重症の肝機能障害のときにも低くなります）。

○一般的な基準値　8～20（mg／dl）

●当院での目標値　20以上（mg／dl）

・RBC（赤血球数）……赤血球の数で、基準値未満は貧血が疑われます。

○一般的な基準値　男性：430～570（万個／μl）

女性：３８０～５００（万個／㎕）

・Ｈｇｂ（ヘモグロビン）……血液中の赤色素タンパク質の量で、基準値未満は貧血が疑われます。

〇一般的な基準値　男性：13・０～16・６（g／dℓ）
　　　　　　　　　女性：11・４～14・６（g／dℓ）

・ＨｂＡ１ｃ（ヘモグロビンエーワシー）……ヘモグロビンと糖が結合した糖化ヘモグロビンです。６・２以上になると糖尿病と診断されます。糖尿病はこの数値を下げることが大事です。

・ＡＬＰ（アルカリホスファターゼ）……肝臓、胆道の病気やがんの転移を診る数値です。ＡＬＰが２００未満の場合、亜鉛不足です。

〇一般的な基準値　１００～３２５Ｕ／Ｌ

※令和２年４月からＡＬＰの基準値が変更され、従来の約１／３になりました。旧基準では２００未満は亜鉛不足、新基準では70未満は亜鉛不足と判断されます。

・**ＭＣＶ（平均赤血球容積）**……赤血球の大きさで、基準値未満では鉄欠乏性貧血が疑われます（鉄欠乏性貧血＝小球性貧血）。逆に大きすぎる場合（大球性貧血）には、ビタミンB12不足、葉酸不足が疑われます。

○一般的な基準値　80～１００（fℓ）

●当院での目標値　95～98（fℓ）

・**フェリチン**……鉄分を貯蔵しているタンパク質の量です。ヘモグロビンは血液の中で活動している鉄分です。一方、フェリチンは内部に鉄を蓄えることができるタンパク質で、肝細胞などを中心として全身に分布しています。血液中の鉄分が不足すると、フェリチンに蓄えていた鉄分が放出され、血液中の鉄分量を調整します。ですから、ヘモグロビン値が正常でもフェリチン値が低下していれば、鉄の貯金が減っていることになり、鉄不足の症状が出ます。

○一般的な基準値　男性：20～２２０（ng／mℓ）

女性：10～85（ng／mℓ）

●当院での目標値　当面１００、最終的には１５０～２００（ng／mℓ）

症例

コンサータを飲んでいるADHDの4歳児

4歳の男の子です。落ち着きがなく危なっかしいことから、お母さんは手を焼いています。思い通りにならないと怒る、泣き出してしまうなど癇癪（かんしゃく）が治らないそうです。肌が弱く、アレルギー性鼻炎と花粉症があります。

すでに他院を受診されており、そこでＡＤＨＤ（注意欠陥・多動性障害）との診断を受け、ＡＤＨＤ治療薬コンサータを処方されました。現在も飲みつづけています。

令和４年３月、母親が本を読んで当院を受診しました。他院でおこなった血液検査によると、ＢＵＮ17・9、フェリチン23・３という結果でした。両方とも低い数値です。卵は苦手であまり食べませんが、肉は好きなので食べています。甘いものを欲しがることが多いようです。

本は読まれているのでプロテインの重要性は理解されており、少し前からプロテイン10

g（30cc）×2回を開始していました。また、フラッシュフリーナイアシンをネット通販のiHerbで購入して、飲む準備をしています。

高タンパク／低糖質食を開始し、鉄シロップのインクレミン10mℓ、ESポリタミン2g×2包を処方しました。プロテインは飲めていることから、同時にフラッシュフリーナイアシン、そしてマグネシウム100mgも開始しました。

4月に再診。プロテインで満腹になるせいか食が進まないということで、プロテイン5g（15cc）×2回に減量しました。肉はしっかり食べており、様子も少し落ち着き、ぐずらなくなりました。フラッシュフリーナイアシンを640mg×2回、マグネシウム100mg×2錠としました。

5月、まだ多動はありますが、癇癪を起こすことが減り、周囲の人の話も聞けるようになってきました。弱かった肌が強くなってきたと喜んでいました。

6月、親や先生のいうことを聞くようになりました。保育園でも走り回ることが減り、座れるようになったそうです。サプリメントは飲めていますので、ビタミンCを開始することにし、アスコルビン酸パウダー1g×2回としました。

7月、ビタミンC1000mg×2回を追加し、合計4錠としました。癇癪はかなり減ったことから、コンサータをやめて様子を見るように指示しました。

8月、コンサータをやめた後の様子は、まったく問題ないそうです。癇癪はほとんどなくなりました。まだ甘いものを欲しがりますが、プロテインとサプリはしっかり継続できています。落ち着きが出てきたので、習い事をはじめたそうです。

9月、問題なく過ごせているそうです。他院で採血をしたところ、ＢＵＮ16・5、フェリチン75でした。しっかりプロテインも飲んでいたので、順調な回復を見せてくれました。コンサータも４か月でやめることができました。

ＥＳポリタミンはプロテインの効果を高めますので、こうしたケースの子どもには処方しています。

フラッシュフリーナイアシンの量は、６歳までは６４０㎎×２錠、７歳以上では６４０㎎×４錠が目安です（いずれも1日2回に分けて）。

マグネシウムは１００㎎×２錠程度、お腹がゆるくなれば減量、もともと便秘があれば増量。ビタミンＣは４歳児では1～２ｇ×２回、お腹がゆるくなれば減量してください。

症例

自閉症の5歳児、1年半でこれだけ変わった

5歳の男の子です。周囲の人の指示が通らず、落ち着きがありません。幼稚園などでの集団生活ができずに、頻繁にトラブルが起こっていました。他院では自閉症と診断されました。

令和2年12月、母親が本やブログを読んで当院を受診しました。

他院で採血したところ、BUN14・8、フェリチン24でした。卵、肉は食べることができていますが、お米や甘いものが大好きだそうです。高タンパク／低糖質食＋プロテイン5g（15cc）～10g（30cc）×2回を指導し、鉄シロップのインクレミン10㎖を処方。ナイアシンアミドも開始しました。

令和3年1月、プロテイン10g（30cc）×2回、ナイアシンアミド500㎎×2錠をつづけています。

2月、指示が通るようになり、しっかりしてきた印象です。保育園でたびたび起きてい

たトラブルがなくなりました。

３月、よくはなっていますが、まだ落ち着きがありません。４月から小学１年生になり、支援学級に行くことになりました。ビタミンCパウダー１g×２回を追加しました。

４月、理解はよくなっていますが、まだ落ち着きはありません。プロテイン10g（30cc）×２回、ナイアシンアミド５００㎎×４錠、ビタミンCパウダー１g×２回。

６月、落ち着いてきました。先生を困らせることはありません。

９月、他院で採血するとBUN19・9、フェリチン２５８でした。学校では問題なく過ごせています。感情がコントロールできるようになりました。インクレミンを５㎖に減量しました。

10月、学校では何も問題はありません。指示も通ります。集団生活も大丈夫です。公文式の算数５年生をこなしています。錠剤が飲めるようになったので、ビタミンB50、ビタミンE４００を開始しました。

11月、しっかりしてきました。登下校もひとりで、できるようになりました。

令和４年１月、体がかなり成長しました。マグネシウムを追加したところ、お腹がゆるくなってしまいました。追加をやめて、塩化マグネシウム入浴に切り替えました。

３月、勉強をがんばっており、公文式の算数６年生をこなしています。新年度も支援学級の予定。

５月、学校ではまったく問題はありません。がんばって勉強をしています。公文式は、もう少しで中学校教材に入るそうです。プロテイン、ナイアシンアミド、ビタミンB50、ビタミンC１０００、ビタミンE４００、そして塩化マグネシウム入浴を継続中です。

症　例

双子のＡＤＨＤ——食欲旺盛な兄と食が細い弟

ＡＤＨＤの診断を受けた双子の男の子、６歳です。兄は落ち着きがなく集中できず、多動で癇癪がひどい状態です。発達の遅れがあり、療育センターに通っています。療育手帳の交付はありません。弟も同様に落ち着きがなくて集中できず、多動で癇癪がひどい状態です。発達の遅れがあり、療育センターに通っています。弟は療育手帳が交付されています。

令和２年10月、母親が本を読んで受診しました。

兄は１１５㎝、21・８㎏。他院で採血した結果は、ＢＵＮ18・５、フェリチン29。食欲は旺盛です。

弟は１１１㎝、19・７㎏。他院で採血した結果は、ＢＵＮ19・４、フェリチン42。食が細く、卵が苦手です。

２人とも少し前から、プロテイン10ｇ（30㏄）×２回を開始しています。鉄シロップのインクレミン10㎖、ＥＳポリタミンを処方し、ナイアシンアミドを開始しました。

11月、さっそく変化がありました。

兄は少し落ち着きが出てきて、運動能力が上がりました。プロテイン10ｇ（30㏄）×2回にプラスして、ナイアシンアミド５００㎎×４錠を開始しました。

弟は癇癪が減り、聞き分けがよくなりました。プロテインを嫌がるようになったため、プロテインを料理に入れています。ナイアシンアミド５００㎎×４錠を開始しました。

令和３年１月、成長が見られました。

兄は家では多動ですが、保育園では我慢できるようになったほか、習字ができるようになりました。

弟はプロテイン10ｇ（30㏄）×2回を飲めるようになりました。療育でも成長したといわれるようになりました。癇癪はまだ時々あります。

２月、２人とも様子が落ち着いてきました。

兄は癇癪がなくなり、ふざけることもなくなりました。集中力がついたようです。療育センターの先生から、ほめられるようになりました。

弟は癇癪はまだありますが、少し落ち着きが出てきました。

４月、小学校に進学しました。

兄の他院での採血結果は、ＢＵＮ20・5、フェリチン２０４でした。小学校入学、支援学級です。学校ではおとなしく過ごせ、授業に集中できています。インクレミン５㎖に減量し、ビタミンＣ（アスコルビン酸パウダー）の摂取を開始しました。

弟の他院での採血結果は、ＢＵＮ17・2、フェリチン３０５でした。小学校入学、支援学級です。以前より肉を食べられるようになりましたが、まだ小食です。インクレミン５㎖に減量し、プロマックＤ（亜鉛）×２錠＋ドグマチール50×２錠を追加しました。アスコルビン酸パウダーの摂取を開始しました。

12月、兄に変化がありました。問題なく過ごせており、療育センターの先生からほめられています。来年度から普通学級に移る予定です。

弟は学校では落ち着いて過ごせており、癇癪がなくなりました。食欲が出てきて、卵を食べられるようになりました。ただ、普通学級へ移る話は、まだ出ていません。

２人とも１年でこれだけ改善しました。もうＡＤＨＤとは診断されない状態です。とくに兄は、来年度から普通学級に移るので通常の知能レベルだといえます。

食の細い弟は、身長が低く、体重も軽く、初診時には療育手帳も交付されていました。プロテインも最初は苦手でしたが、がんばって飲んでいます。プロマックＤ＋ドグマチールで食欲が出てきたので、再来年度には普通学級に移ることができるでしょう。

症　例

中等度精神発達遅滞＋自閉症スペクトラムの女の子

小学1年生の女子です。中等度精神発達遅滞で療育手帳を持っており、支援学級に通っています。多動でじっとしていられず、言葉もほとんど出ません。

両親が本を読み、令和2年4月に当院を受診しました。

他院での採血結果は、BUN14・5、フェリチン29・0でした。カプセルや錠剤は飲めないということです。甘いもの、とくにケーキが大好きで、偏食が目立ちます。肉は好きですが、卵は苦手です。母親は妊娠中に貧血を指摘されていたそうです。梅雨時期には体調を崩しやすい傾向があります。

高タンパク／低糖質食＋プロテイン10g（30cc）×2回を指導し、鉄シロップのインクレミン10㎖を処方、ナイアシンアミドを開始しました。

5月、プロテイン10g（30cc）×2回、インクレミンも飲めています。カプセルは飲めないので、ナイアシンアミドはチョコアイスに入れて飲んでいます。

6月、甘いものや白いご飯を食べる量は、少し減りました。ただし、ナイアシンアミドを飲めなくなってしまったので、フラッシュフリーナイアシンに変更しました。

7月、フラッシュフリー500㎎×3錠をプロテインに混ぜることにしました。この頃、人と目が合わせられるようになりました。メグビー社のメグビーミックス（B群＋C）を追加しました。

8月〜12月、メグビーミックス1／3×2回としました。落ち着いてきて、言葉が増え、言語理解がよくなりました。プロテイン15g（45cc）×2回が飲めるようになりました。文章が書けるようになって、暗算もできるようになりました。歯科でも医師の指示に従えるようになりました。母親も一緒にプロテインを飲んでいるうちに、夏バテしなくなったそうです。

令和3年1月〜6月、偏食がなくなり、何でも食べられるようになりました。走ってはいけない場所で、走り回ったりしなくなりました。言葉が増えて会話ができるようになり、指示が通ります。支援学級では優等生になりました。今までは大暴れしてなかなか採血ができませんでしたが、おとなしく採血ができるようになり、成長が感じられます。

BUN17・4、フェリチン120でした。

7月〜12月、プロテイン20g（60cc）×2回、フラッシュフリー500㎎×3錠、メグビーミックス1／2×2包としました。言葉が増え、他人に興味を持つようになり、気持ちや行動を切り替えることができるようになりました。

令和4年1月~6月、とても落ち着いていて、成長が加速しました。マグネシウム100mg、料理には「ぬちまーす」を使うように伝えました。

7月、学校ではとても落ち着いており、小学3年生の支援学級では優等生です。言葉が増え、人の名前を覚えられるようになりました。ただ、まだカプセルや錠剤が飲めないので、工夫して飲んでいます。

このように2年間で、これだけ改善しました。フラッシュフリーナイアシンとマグネシウム100mgはカプセルを外し、プロテインに混ぜています。メグビーミックスは粉末タイプのビタミンサプリなので、プロテインなどに混ぜています。錠剤が飲めるようになったら、ビタミンE400を追加したいと考えています。普通学級に移る目標に向けて、がんばっています。

症　例

いうことが聞けず、対人トラブルが絶えない男子小学生

小学3年生の男子です。母親のいうことがまったく聞けないため、一日中怒られています。学校でも対人トラブルが頻回で、担任の先生が頻繁に自宅を訪れています。

令和２年10月、母親が本を読み、当院を受診しました。他院での採血結果は、ＢＵＮ17・4、フェリチン25・6でした。少し前から少量のプロテインを開始していて、卵や肉を食べることはできます。高タンパク／低糖質食＋プロテイン×２回としました。鉄剤フェルム、ＥＳポリタミン２g×２回を処方し、ナイアシンアミドを開始しました。

11月、プロテイン10g（30cc）×２回は飲めています。ナイアシンアミドを増量すると吐き気が出るため、５００㎎×３錠としました。鉄剤フェルム、ＥＳポリタミンも飲めています。聞き分けがよくなり、あまり怒らなくても済むようになりました。自分で宿題をするようにもなりました。

12月、字が読めるようになり、書字もきれいになりました。怒らなくてもよくなりまし

た。ビタミンB50、ビタミンC1000、ビタミンE400を開始。

令和3年1月〜6月、学習能力が小1レベルに上がり、習字で賞を取りました。学校でのトラブルや先生から注意されることはなくなり、学校からの電話もなくなりました。

プロテイン20g（60cc）×2回、ナイアシンアミド500mg×3錠、ビタミンB50×2錠、C1000×2錠、ビタミンE400×1錠としました。

令和3年7月〜令和4年1月、素直になり、母親の話を聞けるようになりました。学校では何も問題がなく、成績が中位に上がりました。珠算は小4で3級になり、きれいな字も書けるように。BUN15・8、フェリチン235となり、鉄剤フェルム100mgを鉄含有量が少ないフェロミア50mgに変更して減量しました。

6月、塩化マグネシウム入浴をはじめました。友人と仲良く遊べるようになり、はじめて他人からほめられて喜んでいました。とくに注意を受けることはなく、まったく普通です。

7月、成績は中の上。トラブルはまったくなく、いたって普通です。整理整頓は相変わらず苦手のようです。

このように2年弱で、これだけ改善しました。成績も下位から中の上になりました。もう1〜2年継続すれば、優等生になるでしょう。母親も一緒にプロテイン＋鉄＋サプリを継続していて、とても穏やかになった印象です。

症　例

落ち着きがなく集中力がない小学生男子

小学４年生の男子です。集中力がなくて学力は不良、先生や人の話が理解できていません。じっとしていられず、落ち着きがなく走り回ります。

本を読んだ祖父、母親とともに令和３年11月に当院を受診しました。１３４㎝、27㎏、ＢＰ（血圧）１０８／68。２か月前からプロテイン６ｇ×２回を開始しています。

他院での採血結果は、ＢＵＮ18・８、フェリチン32・８でした。鉄シロップのインクレミン10㎖を処方し、ナイアシンアミド、もしくはフラッシュフリーを開始。またＣパウダー１ｇ×２回を開始しました。

１週後に再診。インクレミン、ナイアシンアミド５００㎎×４錠を飲めています。プロテイン６ｇ×２回、食事は卵と肉を増やしました。

令和４年１月、まだ走り回りますし、お腹がゆるい状態です。整腸剤のミヤＢＭを処方しました。

2月、少し落ち着きが出てきました。塩化マグネシウム入浴を推奨しました。

3月、プロテイン、ナイアシンアミドを継続しています。塩化マグネシウム入浴も開始。バタバタすることが減りました。マグネシウム100㎎も開始しました。

5月、マグネシウム100㎎×2回、C1000×2錠、ナイアシンアミド×4錠としました。走り回るのはかなり減りましたが、コミュニケーションは苦手です。テストで100点が取れるようになりました。ビタミンB50を追加しました。

このように子どもの発達問題に対しては、①プロテイン＋高タンパク食、②鉄、③ナイアシンアミド（もしくはフラッシュフリー）、④マグネシウム（経口＋経皮）、⑤ビタミンCで、対応しています。

症　例

チック症の男の子

小学４年生の男子です。幼児期より、チックと吃音がありました。令和３年12月頃からチックがひどくなりました。顔面痙攣(けいれん)、首振り、口を尖らす、声がヒックヒックと出てしまいます。

チックとは、不規則かつ突発的に起こる、素早い身体の動きや発声です。本人の意思とは関係なく、繰り返し起きてしまいます。生まれ持った体質や神経伝達物質の異常分泌が原因としては指摘されています。チックが長期化したり症状が重くなったりした場合は、トゥレット症候群と呼ばれます。

母親が本を読み、令和４年１月に当院を受診しました。他院での採血結果は、ＢＵＮ20・5、フェリチン50でした。白いご飯やパンをたくさん食べていました。２週間前からプロテイン×２回を開始し、食事では卵、肉を増やしていました。花粉症があり、鉄剤フェルムを処方し、ナイアシンアミド、ビタミンＣ１０００、マグネシウム１００

㎎を開始したほか、塩化マグネシウム入浴を推奨しました。

令和4年2月、プロテイン20ｇ（60㏄）×2回、ナイアシンアミド500㎎×4錠、ビタミンC1000×2錠、マグネシウム100㎎×2錠とし、塩化マグネシウム入浴もおこなっています。

3月、マグネシウム200㎎×2錠としました。チックが軽減したほか、しゃっくりが止まりました。今年は花粉症がとても軽く済んでいるそうです。ビタミンD3&K2を開始しました。

この症例では、経口＋経皮のマグネシウムの効果が出ました。2か月でこれだけ改善したので、半年～1年程度で完治するでしょう。

症例

トゥレット症候群の男子小学生

小学5年生の男子です。1年生の頃から、服の襟元を黒くなるまで触る、ぴょんぴょん跳んで回る、などの症状がありました。

令和2年4月、中学受験向けの塾に通い出したところ、咳払いチックが出るようになり、9月に「キャー、キー」という音声チックがはじまりました。次第に回数や音量も増え、無意味な発声、汚言、しかめ面もはじまりました。

12月からA病院（精神科病院）に通院し、投薬治療を受けています。チック症状が出る不安が強く、教室に入られなくなり、保健室や適応指導教室を利用しています。他院の処方は、抗精神薬エビリファイ1mg×0・5錠（朝）＋エビリファイ1mg×2錠（夕）です。

本を読んだ両親とともに令和4年1月、当院を受診しました。

他院での採血結果は、BUN16・0、フェリチン44でした。1か月前からプロテイン15g（45cc）×2回、塩化マグネシウム入浴を開始しています。体力がなく、好きなテニスをしても1時間持ちません。エビリファイによって、症状はある程度は軽減しています。高タンパク／低糖質食＋プロテイン×2回とし、鉄剤フェルムを処方しました。またナイアシンアミド、マグネシウムを開始しました。処方薬は以前と同じものを継続しています。

1週後に再診。プロテイン20g（60cc）×2回、ナイアシンアミド500mg×3錠、マグネシウム100mg×4錠を飲んでいます。鉄剤フェルムも飲めています。少し体力がつき、テニスが2時間できるようになりました。ナイアシンアミド500mg×6錠に増量しました。また、ビタミンB50、ビタミンC1000、ビタミンE400を開始しました。

2月、ビタミンB、C、Eも飲めています。チックが減り、不安や恐怖が減りました。3月からは授業に出られそうです。

3月、普通に授業を受けています。恐怖感がかなり減り、奇声、汚言がなくなりました。ビタミンB、C、E、そしてナイアシンアミド、マグネシウムを継続し、毎日塩化マグネシウム入浴をしています。お腹がゆるくなったので、マグネシウム100mg×2錠に減量しました。また、エビリファイ2・5mgを2mgに減量しました。

4月、他院での採血結果は、BUN19・5、フェリチン72・1でした。チックはかなり減り、普通に授業を受けています。体力がつき、テニスは連続6時間できるようになりました。エビリファイを１㎎に減量しました。

このように原因不明で難治といわれているトゥレット症候群（重症チック）も、３か月でほぼ完治しました。原因は、タンパク不足＋鉄不足＋マグネシウム不足です。マグネシウムは経口＋経皮の摂取が最重要です。不安、恐怖にはナイアシンアミドが最も効果があります。

症例

ＡＤＨＤ＋自閉症の男の子、2年半ですごいことに

小学5年生の男子です。コミュニケーションが取れず、手と足、目と手など別々に動く機能をまとめて動かす協調運動がうまくできません。他院でＡＤＨＤ＋自閉症と診断されています。小学3年生までは、授業中にうろうろ歩き回っていました。１３１㎝、26㎏、低身長で認定を受けています。成績もよくありません。

母親が本を読み、令和元年5月、当院を受診しました。他院での採血結果は、ＢＵＮ12・0、フェリチン22でした。食欲はあり、量を食べることはできています。少し前から卵、肉を増やしました。プロテイン×2回、鉄シロップのインクレミン10㎖を処方しました。同時にナイアシンアミド５００、ビタミンＣ１０００を開始しました。

8月、ＢＵＮ13・7、フェリチン54でした。プロテイン10g（30㏄）×2回を継続しています。ナイアシンアミド５００㎎×2錠、ビタミンＣ１０００×2錠を飲んでいます。

体力がついて、運動会の練習もこなせるようになりました。勉強の理解もどんどん早くな

ったそうです。以前は天候の影響を受けていたようですが、雨や暑さにも左右されなくなりました。

12月、頭の回転がよくなり、母親の説明が通じるようになりました。ビタミンＢ50を追加しました。

令和２年７月、継続できています。ビタミンＥ４００を追加しました。

令和３年４月、中学校に入学しました。血液検査は、ＢＵＮ15・7、フェリチン93でした。ビタミンＤ３＆Ｋ２、「ぬちまーす」を追加しました。

６月、成績は１６０人中10位になりました。身長は１４２㎝になりました。

11月、成績がクラストップになりました。マグネシウムを追加しました。

12月、マグネシウムでさらに元気になりました。なんと成績は学年トップになりました。

現在では、ビタミンＢ50、ビタミンＥ４００より先に、マグネシウムを追加しています。ナイアシンアミド＋ビタミンＣ＋マグネシウムの組み合わせがよいですね。

症　例

起立性調節障害（OD）の女子小学生

小学5年生の女子です。ここ数年、朝起きが悪い日が多くなっていました。令和3年9月からは朝が起きられなくなり、登校できなくなりました。

母親が本を読み、令和3年10月、当院を受診しました。133㎝、32㎏、BP（血圧）85／48。他院での採血結果は、BUN11・8、フェリチン76でした。初潮はまだで、食が細いようです。

少し前からプロテイン5g（15cc）×2回、鉄27㎎×2錠、C1000×2錠をはじめました。ESポリタミン2g×2包、抗精神薬ドグマチール50×2錠、プロマックD（亜鉛）×2錠を処方しました。

11月、プロテイン5～7g×2回としました。食欲が出てきました。今まで午後からしか登校できなかったのですが、午前中から行けるようになりました。

令和4年1月、かなり元気になって朝から登校できています。他院での採血結果は、

ＢＵＮ18・9、フェリチン81・5でした。食欲旺盛で卵、肉を食べています。ドグマチール50×１錠、プロマックＤ×１錠に減薬しました。

２月、順調に登校できています。食べられなかった給食が、食べられるようになりました。食欲は旺盛です。家族全員でプロテインを飲んでいます。ドグマチール、プロマックＤを中止しました。塩化マグネシウム入浴を勧めました。

４月、かなり元気になりました。月曜朝だけは母親の車で登校しますが、ほかの日は自分で登下校するようになりました。しっかり食べているようです。ビタミンＥ４００×１錠、ナイアシンアミド５００㎎×４錠、マグネシウムチュアブル（舐めるタイプ）も開始しました。定期的な通院は終了としました。鉄不足が軽度であったので、早く改善できた症例です。

食が細い子どもには、ＥＳポリタミン＋ドグマチール＋プロマックＤの「食欲セット」が効果的です。女子中高生にドグマチール１００㎎を投与すると、月経不順、無月経となりやすいため、ドグマチール50㎎＋プロマックＤ×１錠としています。女子小学生なら、短期間に限定してドグマチール１００㎎で開始し、食欲が回復すれば、できるだけ早く50㎎に減量します。

〈起立性調節障害（OD）の「食欲セット」〉

起立性調節障害（OD）は、小学校高学年から高校生くらいまでに見られる症状です。朝なかなか起きられないことから、遅刻を繰り返してしまったり、不登校になってしまったりすることもあります。治療としては、薬物治療、運動療法、水分や塩分を摂る、生活指導、などがおこなわれているようです。原因は自律神経の乱れやストレスなどが指摘されています。

しかし、真の原因は第二次性徴期にともなって鉄・タンパク質がどんどん必要になり、これらが不足してしまうことにあります。したがって、治療としては高タンパク／低糖質食＋鉄剤フェルムが必須です。食欲がないからといって、「おかゆ」のようなものを食べていたのでは治りません。

食が細く、肉や卵などをもりもり食べられない場合は、「食欲セット」を処方します。食欲セットを処方するのは起立性調節障害の中学～高校生のみです。基本的にはＡＤＨＤなどの小学生には処方しません。

食欲のある男性

・プロテイン20g（60cc）×２回

・ESポリタミン2g×2包
・グルタミンパウダー5g×2回
⬇3か月で改善します。

食が細い男性（男性用「食欲セット」）

・プロテイン20g（60cc）×2回
・ESポリタミン2g×2包
・マーズレンS（0・5g）×2包
・ドグマチール50×2錠
・プロマックD（亜鉛）×2錠
⬇6か月で改善します。

食欲のある女性

・プロテイン20g（60cc）×2回
・ESポリタミン2g×2包
・グルタミンパウダー5g×2回

⬇6か月で改善します。月経で鉄とタンパク質を失うので、男性より改善に時間が必要。

食が細い女性（女性用「食欲セット」）

・プロテイン20g（60cc）×2回
・ESポリタミン2g×2包
・マーズレンS（0・5g）×2包
・ドグマチール50×1錠
・プロマックD（亜鉛）×1錠

⬇1年つづければ改善します。

※ESポリタミンは、処方薬のEAAです。プロテインの効果を高めます。
※マーズレンSは、処方薬グルタミンです。
※ドグマチールは、食欲のないうつ病患者に処方する抗うつ薬で胃薬。女性は高用量では乳汁分泌、月経遅延を生じるので少量としています。
※プロマックDは、カルノシン亜鉛の胃薬です。空腹時に飲むと吐き気が出るので、必ず食後に服用します。

※通販サイトのiHerbではドグマチールは手に入りませんが、ＥＡＡ、カルノシン亜鉛、グルタミンは入手可能です。

症例

成績不良の女子小学生

小学5年生の女子です。集中力がつづかず、宿題ができません。時間の感覚が乏しく、疲れやすい。担任の先生によく叱られているそうです。成績も振るいません。

母親がYouTubeを見て、令和4年1月、当院を受診しました。160㎝、46㎏、BP（血圧）100／57。他院での血液検査は、BUN16・1、フェリチン55・1でした。卵、肉は好きですが、肉の脂が苦手だそうです。プロテインを買って飲ませたものの、つづきません。プロテイン5g（15㏄）×2〜3回を指導し、鉄剤フェルム、ESポリタミン2g×2包を処方し、ナイアシンアミド、マグネシウム100㎎を開始しました。マグネシウム入浴もお勧めしました。

1週後に再診。プロテイン7g×3回を飲めています。処方薬、サプリも飲めています。マグネシウム入浴もはじめました。

3月、元気になり宿題もするようになりました。体力がついてきたそうです。お腹がゆるくなるので、マグネシウムを減らしました。ビタミンＣ１０００を追加しました。

４月、体力がついて別人のようになりました。塾の宿題もするようになり、成績は上がっています。

５月、プロテイン10ｇ（30cc）×２回が飲めるようになり、朝起きがとてもよくなりました。

７月、気持ちがゆるんでプロテイン、ＥＳポリタミンをサボると調子が悪くなります。再度きっちり飲むように伝えました。

８月、順調です。プロテイン10ｇ（30cc）×２回、ナイアシンアミド５００mg×２錠、Ｃ１０００×２錠をつづけます。

10月、とても元気になりました。集中力がつき、成績はかなり上がりました。

このように、９か月で成績が急上昇しました。ＩＱは20程度上がっていると思われます。栄養療法で脳の働きがよくなった典型例といえるでしょう。

症例

コンサータを服用しているADHDの小学6年生

小学6年生の男子です。保育園の頃から落ち着きがなく、対人トラブルが多い状況です。2年前から登校日の朝にコンサータ36㎎を服用しています。コンサータを飲むと食欲が低下し、倦怠感が出ます。

母親が本を読み、令和4年2月、当院を受診しました。他院での採血結果は、BUN16・2、フェリチン21・3でした。少し前からプロテイン×2回を開始していて、卵、肉は大好きです。鉄剤フェルムを処方し、ナイアシンアミド、C1000、マグネシウム100㎎を開始しました。また、マグネシウム入浴を推奨しました。

小学生以下のお子さんの治療の場合、必ず母親もカルテをつくり、並行して治療をおこなうことを原則としています。母親の他院での採血結果は、BUN14・1、フェリチン13・4でした。少し前からプロテイン20g（60cc）×2回を飲んでいます。鉄剤フェルムを処方しました。

1週後に再診。プロテイン×2回、ナイアシンアミド500mg×3錠、C1000×3錠、マグネシウム100mg×4錠を、飲めています。マグネシウム入浴もはじめました。

4月、中学生になりました。イライラがなくなり、落ち着きました。素直になり、親子喧嘩も減りました。ナイアシンアミド500mg×4錠とし、36mgだったコンサータを27mgに減量しました。

母親自身の体も「疲れにくくなりました」と笑顔です。

5月、プロテイン20g（60cc）×3回、ナイアシンアミド500mg×4錠、マグネシウム100mg×4錠としました。イライラがなくなって、妹たちにも優しく接するようになりました。

母親自身は、プロテイン＋鉄剤フェルム＋ナイアシンアミド、C1000、マグネシウムとしました。「とても元気になりました」と、また笑顔です。BUN18・4、フェリチン32でした。

6月、穏やかになり、喧嘩が減りました。そろそろコンサータをやめられそうです。

母親自身も「かなり元気」だそうです。母親が元気になると、イライラして子どもにいすぎなくなるため、子どもも落ち着きやすくなります。

大切な順序は、プロテイン、鉄、ナイアシンアミド、マグネシウム、ビタミンCです。

症例

ADHD傾向+発達遅れのある中学1年生

中学1年生の男子です。保育園のときに療育センターで、ADHD傾向があるといわれました。中学校に入学したものの、授業を受ける集中力がなく、勉強についていけません。字を書くことが苦手で、プリントに名前や日付を書き忘れます。整理整頓ができず、イライラ、癇癪が目立つ、などの症状があります。

母親が本を読み、令和3年8月に当院を受診しました。宿題がこなせず、学校を休むようになってしまったそうです。2週間前からプロテインを開始しました。母親自身も妊娠中に貧血を指摘されていました。Nowアイアン36㎎、ナイアシンアミド、C1000を開始しました。

1週後に再診。初診時はBUN18・2、フェリチン41でした。プロテイン10g(30cc)×2回、ナイアシンアミド500㎎×4錠。イライラが減りました。鉄剤フェルムを処方しました。

9月、イライラが減り、落ち着いてきました。学校には登校できています。

11月、学校の先生からも「夏休み明けから落ち着いてきましたね」といわれ、イライラはなくなりました。ナイアシンアミド500㎎×6錠としました。

12月、かなり落ち着きました。集中力がつき、宿題ができるようになりました。テストは20／100点でした。BUN17・0、フェリチン110。マグネシウム、ビタミンB50、ビタミンE400も開始しました。

令和4年2月、元気で問題なく過ごせていますが、片付けだけはできません。

5月、食器の片付けができるようになり、驚いています。漢字テストは8／10点でした。

現在、プロテイン14g×2回、ナイアシンアミド500㎎×4錠、C1000×2錠、マグネシウム200㎎×2錠、ビタミンE400×1錠、ビタミンB50×1錠です。フェルムは継続中です。

症例

怖くて教室に入られない女子中学生

中学1年生の女子です。令和3年7月頃から、怖くて教室に入られなくなりました。同級生みんなが怖い、人が信じられなくなった、教室では自分の素が出せない、教室に入ると手の震えが止まらない、といった状態です。登校はしていますが、保健室などの別室で過ごしています。

令和4年3月、母親とともに当院を受診しました。食欲はあり、卵、肉は食べられます。家では普通に過ごせています。

高タンパク／低糖質食＋プロテイン×2回とし、Nowアイアン36㎎、ナイアシンアミド、C1000を開始しました。

1週後に再診。初診時は、BUN10・7、フェリチン15。プロテイン20g（60cc）×2回を飲めており、食事では卵、肉を増やしました。ナイアシンアミド500㎎×3錠、C1000×6錠とし、鉄剤フェルムを処方しました。

４月、プロテイン20ｇ（60㏄）×２回、ナイアシンアミド５００㎎×６錠としました。とても元気になり、恐怖感がかなり軽減しました。教室で授業が受けられるようになり、夜は熟睡できるようになりました。とても明るくなり、言動が前向きになっています。

診断としては、「恐怖症」です。もっと重症化すれば統合失調症と診断されるかもしれません。原因は鉄・タンパク不足です。プロテインを最初からしっかり飲めたため、改善は早かったです。ナイアシンアミドも非常に有効でした。

症例

軽度精神発達遅滞の男子中学生

中学2年生の男子です。軽度精神発達遅滞があり、IQ64との診断を受けています。授業の理解が困難で、記憶力、理解力が見られません。コミュニケーションを取るのも難しく、思っていることをうまく伝えられません。

また気分のムラがあり、気持ちの浮き沈みもあります。不器用で手の力が弱く、握力は10。小学校入学前は体幹がグニャグニャで、よく転んでいました。小学校では支援学級の話があったものの、本人が嫌がり、普通学級に在籍しています。授業の理解が困難で、テストの結果も0~20点です。

両親が本を読み、令和3年8月に当院を受診しました。

令和3年6月の他院での採血結果は、BUN15・1、フェリチン17・8でした。1か月前から、高タンパク/低糖質食、プロテイン20g（60cc）×1回、ナイアシンアミド500mg×2~4錠、C1000×1~2錠、ビタミンB50×1錠、ビタミンE400

×１錠、鉄36㎎×１～２錠を開始しています。

ただ、プロテインを嫌がっています。そのためプロテイン10ｇ（30㏄）×２回とし、粉末が苦手ならザバスミルクプロテイン15ｇ×２回としました。ビタミンＢ50、Ｃ１０００、ナイアシンアミドも１日２回とし、鉄剤フェルムを処方しました。

９月、ザバスミルクプロテイン15ｇ×２回、ナイアシンアミド５００㎎×６錠としました。

11月、プロテイン10ｇ（30㏄）×１～２回としました。気分のムラがあり、反抗します。じっとしていられず、走り回ります。ＢＵＮ14・０、フェリチン１２２でした。マグネシウムを追加しました。

令和４年１月、走り回ることはなくなり、落ち着いてきました。塾では「とても集中して勉強に取り組めるようになりました」といわれています。プロテイン15ｇ（45㏄）×２回とし、ビタミンＣ１０００×２錠、ビタミンＢ50×２錠、ナイアシンアミド５００㎎×２錠、ビタミンＥ４００×１錠、鉄36㎎×１錠を開始しました。同時にマグネシウム１００㎎×２錠としました。また、マグネシウム入浴50ｇ程度も開始しました。

お腹がゆるくならなければ、マグネシウム１００㎎×４錠に増量します。塩化マグネシウム入浴を４００～６００ｇに増量しました。

5か月でこれだけ改善しました。今後、成績は急上昇するでしょう。

症例

起立性調節障害の女子中学生

中学3年生の女子です。令和3年の5月頃から朝起きが悪く、学校には月の半分程度しか通えていません。朝起きられず、吐き気、だるさがあります。夜9時間寝ても、朝眠いために仮眠、さらに午後も仮眠することがあります。同じ時期に、橋本病（慢性甲状腺炎）と診断され、チラーヂンを処方されています。

母親が知人から当院の話を聞き、令和3年12月、受診しました。

長身でがっちりとした体格で、食欲は旺盛ですが、白いご飯が大好きだそうです。糖質がとても多い食事内容です。便秘にも悩んでいます。高タンパク／低糖質食に、プロテイン×2回を指導しました。ESポリタミン2g×2包を処方し、Nowアイアン36mg、ビタミンC1000も開始しました。

1週後に再診。初診時の採血結果は、BUN10・5、フェリチン25でした。プロテインは20g（60cc）×2回を飲めています。また食事では卵、肉をしっかり食べています。便秘は治りました。ここ1週間で動けるようになってきました。鉄を補うため、鉄剤フェルムを処方しました。

令和4年1月、すごく元気になりました。朝8時に自分で起きるようになり、昼寝もしなくなりました。立ちくらみも減りました。生理が遅れるということなので、ビタミンE400を追加しました。

2月、第一志望の高校に合格しました。ただ、学校はまだ時々休んでいます。

3月、休むことなく登校できるようになりました。血液検査では、BUN14・7、フェリチン59になりました。

4月、かなり元気になりました。雨の日でも調子を崩さなくなり、自転車で遠出もできるようになりました。

5月、休まず登校できており、遅刻もなし。生理は規則的となりました。

6月、問題なく登校できています。

食欲旺盛なので、3か月程度で学校に行けるようになりました。食が細い女性では、改善に半年以上はかかってしまいます。食が細い女性は、「女性用食欲セット」を併用します。本章で先述した「起立性調節障害（OD）の『食欲セット』」を参照してください。

症例

サッカー部の女子中学生

中学3年生の女子です。サッカー部に入っていますが、体力がなく、すぐ疲れて動けなくなってしまいます。

母親が本を読み、令和3年4月、当院を受診しました。

他院で採血したデータでは、BUN14・6、フェリチン1・8、Hgb（ヘモグロビン）9・0でした。165㎝、60㎏、BP（血圧）96／50。食欲は旺盛です。1週間前からザバスミルクプロテイン15g×2回を開始しています。高タンパク／低糖質食＋プロテイン20g（60cc）×2回を指導し、鉄剤フェルムを処方しました。ビタミンB50、C1000、ビタミンE400を開始しました。

1週後に再診。プロテイン20g（60cc）×2回、鉄剤フェルムも飲めており、走れるようになってきました。ビタミンB50×2錠、ビタミンC1000×3錠、ビタミンE400×1錠を開始し、マグネシウム100㎎を追加しました。

5月、かなり元気になり、走れています。運動しても疲れにくいそうです。とてもよく効いています。マグネシウム100mg×4錠にしました。

7月、採血結果は、BUN13・1、フェリチン35、Hgb13・1でした。

10月、とても元気になり、体力がつきました。「修学旅行でプロテインをサボったら、頭が回らなくなった」といっていました。

令和4年1月、採血結果はBUN17・1、フェリチン42。別人のように元気になりました。試合でも最後までしっかり走れるそうです。

3月、すっかり元気です。プロテイン、ビタミンB50、C1000、ビタミンE400、マグネシウムを継続しています。

陸上やサッカーなどの走るスポーツは足底で赤血球がこわされるため、BUNもフェリチンの数値もなかなか増えにくいものの、継続すれば大丈夫です。チームのメンバー全員が栄養療法を実践すれば、全国制覇できるでしょう。技術力が少々及ばなくても、体力、ATP量で圧倒できます。マグネシウムを摂ることで、足がつることもなくなります。

症　例

過眠タイプの起立性調節障害

中学3年生の女子です。令和2年から朝起きが悪く、学校に行けなくなりました。令和2年9月、起立性調節障害（OD）と診断されました。登校は週1～2回のみで、登校しても授業中寝てしまいます。帰宅後も倒れ込むように寝ています。休日は17～18時間くらい寝ているそうです。お風呂でも寝て、2～3時間入ってしまうこともあります。

母親が本を読み、令和3年7月、当院を受診しました。他院で測定した血液検査は、BUN14・0、フェリチン24・3でした。食事は摂れており、最近、プロテインを開始しました。コンサータを処方されていましたが、飲んでいません。ESポリタミン2g×2包、鉄剤フェルムを処方しました。

8月、プロテイン×2回、ESポリタミンは飲めています。

9月、過眠はつづいており、登校は週1回です。食事はしっかり食べています。

10月、週2日登校に増えました。少し元気が出た様子です。血液検査は、BUN10・7、フェリチン52でした。

11月、朝起きがよくなり、少しずつ元気になってきました。

12月、登校は週1~2日です。夕方、塾に通えるようになりました。

令和4年1月、12時に起きて、週2~3日、午後から登校するようになりました。血液検査は、BUN13・6、フェリチン42でした。

3月、プロテイン×2回を継続し、週2日登校しています。高校に合格しました。

4月、高校に入学しました。2日休んだのみで、ほぼ登校できています。血液検査は、BUN10・7、フェリチン38です。

6月、1日も休まず、朝からすべて登校しています。

男性は3か月程度で改善するものの、女性は改善まで半年はかかります。プロテインにESポリタミンを併用すると、より効果があります。この症例は半年で改善しましたが、数値はまだまだ低いため、あと数年は継続する必要があります。

症例

進学校に通う起立性調節障害の中学生

中学３年生の男子です。進学校の私立中高一貫校に通っています。令和３年12月から時々学校を休むようになりました。ここ２か月はまったく登校できていません。不安が強く、マイナス思考が目立ちます。近くの精神科クリニックで、ジェイゾロフト25㎎とエビリファイ２㎎の投与を受けていますが、効果はありません。

学校側からは、今のように不登校で成績不良なら、高校進学は難しいので別の私立高校に転校するようにといわれています。

母親が本を読み、令和４年９月、両親とともに当院を受診しました。食欲は旺盛で、２か月前からプロテイン20ｇ（60㏄）×２回をすでにはじめています。

母親に貧血の既往があります。今までの薬は効いていないので中止し、ＥＳポリタミン２ｇ×２包を処方しました。同時にＮｏｗアイアン36㎎、ナイアシンアミド、Ｃ１０００、マグネシウム１００㎎を開始しました。

1週後、母親のみ再診。初診時の採血結果は、BUN21・3、フェリチン73でした。今朝から2か月ぶりに登校しているそうです。不安感やマイナス思考がなくなり、前向きな言動が増えました。短期間で改善したので、母親はとても喜んでいます。鉄剤フェルムを追加処方しました。

プロテイン20g（60cc）×3回、ナイアシンアミド500mg×3錠、ビタミンC1000×3錠、マグネシウム100mg×4錠を指導しました。途中でナイアシンアミドを増量するように伝えました。そしてビタミンB50、ビタミンE400と順次追加していきます。

その後も休むことなく、朝から登校できています。以前はテストを受けるのを怖がっていましたが、中間テストは落ち着いて受けることができました。成績もさほど悪くなかったそうです。発病前の頭の回転を5とすれば、1か月前は1、半年後の現在は3まで回復したという実感があるそうです。

プロテインで満腹になって食事量が減ったので、プロテイン20g（60cc）×1～2回を飲んでいます。プロテインは15g（45cc）×2～3回とするように指導しました。

ナイアシンアミド500mg×6錠で吐き気を生じたため、3錠に減量。ビタミンC1000×3錠、マグネシウム100mg×4錠でお腹がゆるくなったため、マグネシウムは100mg×2錠でつづけています。

最初からプロテインを2か月間飲んでいたので、ナイアシンアミドが短期間で著効しました。中高一貫校で成績不良者は高校に進学できないそうですが、これから挽回可能でしょう。

症例

3年の病歴を持つ起立性調節障害

高校1年生の女子です。3年前から起立性調節障害（OD）と診断されています。頭痛、立ちくらみ、めまい、吐き気などの症状があります。中学時代は午後のみ登校していました。高校に入学したものの、午後からしか登校できず、単位が足りなくなりました。

母親と本人がYouTubeを見てから本を読み、令和3年10月に当院を受診しました。154㎝、45㎏、BP（血圧）104／64。1か月前からプロテイン15g（45cc）×2回を開始しています。鉄36㎎、ビタミンC1000、ビタミンE400も購入されていました。

プロテインを飲むようになって、足の冷えが減り、少し元気になりました。プロテインは可能なら3回飲むように指導。鉄36㎎、C1000、E400を開始しました。

1週後に再診。初診時の採血結果は、BUN16・2、フェリチン24、ALP95でした。プロテインは3回（15g、10g、15g）、鉄36㎎×2錠、C1000×3錠、ビタミン

E400×2錠で開始しています。爪咬(つめか)みがある、足がつるとのことで、鉄剤フェルムを処方し、マグネシウムを追加。

11月 頭痛が減り、体が楽になっています。足はつらなくなりました。塩化マグネシウム入浴を指導しました。

12月、少しずつ元気になっています。顔色がよくなり、テストを受けることができるようになりました。口内炎があるので、プロマックD（亜鉛）を処方し、ビタミンB50を開始しました。

令和4年1月、頭痛がなくなり、解熱鎮痛剤を飲む必要がなくなりました。朝から登校できるようになり「○○さんが朝から登校しとるぞ」と、先生も同級生も驚いています。口内炎もできなくなりました。血液検査は、BUN16・5、フェリチン94でした。

プロテインを3回飲んで、ビタミンC、ビタミンE、マグネシウムもほぼ同時に開始したので、短期間ですばらしい改善ができました。口内炎には、亜鉛＋ビタミンB50がよく効きます。

症例

不安が強く、不登校気味の男子高校生

高校2年生の男子です。令和4年2月頃から意欲が出ず、ふさぎ込むことが増えてきました。「対人関係などで色々考えすぎてしんどくなる」といい、学校を時々休むようになりました。

母親が本を読み、令和4年3月、当院を受診しました。

食欲はまずまずあり、少し前からプロテイン20g（60cc）×2回を開始しています。Nowアイアン36mgも買っています。母親に貧血がありました。

高タンパク／低糖質食＋プロテイン20g（60cc）×2回を指導し、ESポリタミン2g×2包を処方、ナイアシンアミド、マグネシウム100mgも開始しました。

1週後に再診。初診時の血液検査は、BUN17・3、フェリチン51でした。プロテイン20g（60cc）×2回を飲めています。鉄剤フェルムを処方しました。

4月、ナイアシンアミド500mg×2錠、マグネシウム100mg×4錠を飲めています。落ち込みが減りました。ナイアシンアミド５００mg×４錠に増量しました。

５月、ナイアシンアミド５００mg×４錠を飲めています。休まず学校に行けるようになり、食欲が出てきました。

６月、かなり元気になり、前向きになりました。学校も休まず通えています。

ＢＵＮ16・５、フェリチン83でした。

ナイアシンアミドは不安、恐怖、強迫、抑うつなどの精神症状に効果があります。

ナイアシンアミド５００mg×４〜６錠（１日２〜３回に分けて）の量が必要です。

ナイアシンアミドよりナイアシンのほうがいいだろうと、ナイアシンではじめる人もいます。しかし、ほとんどはフラッシュのために１００mg×３錠程度しか飲めない人が多く、まったく効果が出ません。必ずナイアシンアミドで開始し、最低３か月はつづけてください。ナイアシンからはじめることは、厳禁です。

症例

重度精神発達遅滞の男子高校生

高校2年生の男子です。療育手帳A（重度精神発達遅滞）を支給されており、特別支援学級に通っています。顔や頭を叩くなど、激しい自傷行為があります。

母親が本を読み、令和3年7月、当院を受診しました。肉は食べることができますが、卵は苦手で、今まで白米ばかり食べてきたそうです。母親に貧血がありました。高タンパク／低糖質食＋プロテイン×2回。Ｎｏｗアイアン36㎎、ナイアシンアミド５００㎎、ビタミンＣ１０００を開始しました。

１週後に再診。初診時の血液検査は、ＢＵＮ10・6、フェリチン１２９でした。プロテイン20ｇ（60㏄）×2回を飲めています。ＥＳポリタミン2ｇ×2包を処方し、マグネシウムを追加しました。もともと便秘があるそうです。

8月、少し落ち着いてきました。散髪時にも座れるようになりました。Ｎｏｗアイアン36㎎×１錠、ビタミンＣ１０００×３錠。ナイアシンアミド５００㎎×６錠、マグネシウム１００mg×４錠で、まだ便秘をしているので、マグネシウムを増量しました。９月、ハイテンションになりました。マグネシウム１００mg×６錠で便が出るようになりました。ナイアシンアミド５００mg×３錠に減量しました。

10月、プロテイン20g（60cc）×2回、ナイアシンアミド５００mg×２錠、マグネシウム１００mg×８錠の量で少し落ち着きました。お菓子、ジュースはかなり減りましたが、白米が大好きで減らせません。血液検査は、ＢＵＮ13・0、フェリチン１５３でした。

11月、イライラ、対人トラブルが減りました。頭を叩くような行為も減っています。プロテイン20g（60cc）×3回としています。ＥＳポリタミンを飲み忘れると悪くなり、イライラが強まります。

12月、頭を叩かなくなりました。かなり落ち着いています。

令和４年１月、機嫌がとてもよく、トラブルがなくなりました。自傷行為はまったくなくなりました。マグネシウム１００mg×12錠に増量。ナイアシンアミドは通販サイトのiHerbで在庫がなく中断しましたが、とくに問題はありませんでした。また、塩化マグネシウム入浴をはじめました。

この症例はナイアシン不足型ではなく、マグネシウム不足型でした。便秘、チック、眼瞼痙攣（がんけんけいれん）、こむら返りがあれば、マグネシウム不足型とわかります。しかし、そのような症状がなければ判別は難しいことから、まずはナイアシンアミド＋マグネシウムで開始するのがよいでしょう。

症　例

起立性調節障害の男子高校生

高校２年生の男子です。令和３年９月頃から朝起きが悪くなり、遅刻して登校するようになりました。毎朝、腹痛があります。内科で、胃薬、昇圧剤を処方されるも効果がありません。

母親が知人から当院のことを聞き、令和４年１月に受診。食が細く、チョコレートが好きだそうです。高タンパク／低糖質食＋プロテイン20g（60cc）×２回を指導しました。

また、男性用食欲セット（本章で先述した「起立性調節障害（ＯＤ）の『食欲セット』」を参照）として、ＥＳポリタミン２g×２包、ドグマチール50×２錠、プロマックＤ（亜鉛）×２錠を処方しました。同時にＮｏｗアイアン36㎎、ビタミンＣ１０００、マグネシウム１００㎎を開始。

１週後に再診。初診時の血液検査は、ＢＵＮ10・４、フェリチン42でした。プロテインは２回を飲めています。マグネシウム１００㎎×４錠に増量しました。少し食欲が出てきました。鉄剤フェルムを追加処方しました。

2月、朝は母親が起こしますが、起きて登校できています。元気になり、食欲も出てきました。

3月、普通に登校しています。

4月、問題なく登校できています。血液検査は、BUN17・6、フェリチン64でした。

5月、朝は自分で起きられるようになりました。食欲は旺盛になってきたため、食欲セットを中止しました。ところが、その1週後に食べられなくなり、食欲セットを再開しました。

6月、食欲は回復し、普通に登校できています。

フェリチン150程度に上がるまで、食欲セットを継続します。チョコレート好きはマグネシウム不足ですので、マグネシウムが満たされると落ち着きます。

症　例

起立性調節障害の高校３年女子

高校3年生の女子です。中学時代から朝起きが悪い状態がつづいています。高校3年生になって受験勉強をはじめると、朝起きがさらに悪くなりました。起きても頭がクラクラしてしまいます。令和3年9月から、遅刻して登校するようになりました。また、生理痛もひどくなりました。

Facebook記事を読んだ母親とともに、令和3年10月、当院を受診しました。１６０㎝、53㎏、ＢＰ（血圧）１０９／61。プロテインを飲みはじめましたが、飲むとかゆくなります。卵、肉はあまり好きではなく、小食です。高タンパク／低糖質食＋プロテイン5g（15㏄）〜10g（30㏄）×2回を指導し、ＥＳポリタミン2g×2包、ドグマチール50㎎×1錠、プロマックＤ（亜鉛）×1錠を処方しました（「女性用食欲セット」です。本章で先述した「起立性調節障害（ＯＤ）の『食欲セット』」を参照）。

同時にＮｏｗアイアン36㎎、ビタミンＣ１０００、ビタミンＥ４００も開始しました。

1週後に再診。初診時の血液検査は、BUN14・9、フェリチン81でした。プロテイン7g×2回も飲めています。食欲が出てきて、朝起きが少しよくなりました。

11月、プロテインを飲んでもかゆみは出なくなり、かなり元気になりました。便秘があってお腹が張るので、整腸剤のミヤBMを処方し、マグネシウム100㎎を開始しました。

12月、食欲は十分にあり、朝起きはすっかりよくなりました。ビタミンA、ビタミンB50、ビタミンDも追加して飲んでいます。ドグマチール、プロマックDは中止しました。

令和4年1月、プロテイン10g（30cc）×2回をつづけており、元気になりました。また、共通テストも受けることができました。PMS（月経前症候群）がとても楽になり、ビタミンC1000×6錠と、ビタミンE400×1錠を指導しました。ビタミンE400は5錠まで増量可と伝えました。

2月、とても元気になりました。亜鉛サプリも開始。血液検査はBUN13・0、フェリチン98でした。

3月、かなり元気になり、とても意欲的になりました。めでたく県立大学に合格です。

4月、毎日大学に通っています。お腹の調子もまったく問題ありませんので、ミヤ

BMは中止しました。

5月、問題なく大学に通えています。鉄36㎎×3錠、ナイアシンアミド500㎎×6錠も飲んでいます。生理もとても楽になりました。定期的な通院は終了です。

食物アレルギーの原因は、タンパク不足+ビタミンC不足です。したがって治療にはプロテイン×2回+C1000×3錠が効果的です。

おわりに

物価が上昇し、食品や輸入品の値上がりがつづいています。プロテインやビタミン・ミネラルも、以前より値上がりしている製品があります。

とはいえ、どうでしょうか。これはご自身の健康への必要不可欠な投資です。ほかの高価な健康食品や健康器具などに比べると、これほど重要で効率的な投資はないでしょう。

仕事やお金、人間関係、成績といった不安や悩みは、人それぞれです。でも、ご自身の心と体が元気で健康であれば、たとえどんな環境であっても、いずれは乗り越えていけるのです。

将来への明るい話題が少ない昨今ではありますが、未来を切り開くのは次世代、子どもたちの力です。そのための（親子ではじめる）栄養療法です。ぜひ本書で学んだことを実践して、その土台をつくってあげてください。健康かつ知的好奇心が旺盛な大人に育ってくれれば、これ以上のことはないでしょう。

結局のところ、体によい栄養は、脳の働きにもよいのです。健全なる精神は健全なる肉体に宿るといわれますが、精神は脳の働きが大きく影響することを考えると、健全なる脳は健全なる肉体に宿る、ということになります。

そして、親御さんはもちろん、祖父母世代もぜひ一緒に栄養療法を実践しましょう。いくつになっても、ご自身がよき人生を歩んでいく。その姿、その背中こそが、次世代や子どもへの最大の教育です。

やりたいことができない。時間もお金も気力も足りない。子どもの教育以前に、ついつい大人は「できない口実」をつくってしまいます。医師や誰かに頼りきりになるのではなく、健康はあくまで自主管理です。人生も自主管理です。

私は分子栄養学をさらに追究し、医師として「患者さんが治る、元気になる」ための医療を提供しつづけていきます。医師は終わりのない仕事だと肝に銘じて。

藤川徳美

17）Abram Hoffer, Andrew W. Saul: The Vitamin Cure for Alcoholism: Orthomolecular Treatment of Addictions.
18）Roger J. Williams. A Physician's Handbook on Orthomolecular Medicine .
19）Roger J. Williams. Biochemical Individuality: The Basis for the Genetotrophic Concept.

●著者の本、FB、ブログ

藤川徳美：うつ・パニックは「鉄」不足が原因だった（光文社新書）
藤川徳美：分子栄養学による治療、症例集（NextPublishing Authors Press）
藤川徳美：うつ消しごはん（方丈社）
藤川徳美：薬に頼らずうつを治す方法（アチーブメント出版）
藤川徳美：精神科医が考えた！うつも消える！心を強くする食事術（宝島社）
藤川徳美：薬に頼らず子どもの多動・学習障害をなくす方法（アチーブメント出版）
藤川徳美：すべての不調は自分で治せる（方丈社）
藤川徳美：医師が教える！不調を自分で治す実践レシピ（世界文化社）
藤川徳美：メガビタミン健康法（方丈社）
藤川徳美：若さを保つ栄養メソッド（方丈社）

・著者の Facebook（https://www.facebook.com/tokumi.fujikawa）
・こてつ名誉院長のブログ（https://ameblo.jp/kotetsutokumi/）

●サプリメントの購入

iHerb　https://jp.iherb.com/

iHerb、ウイッシュリスト
（著者の推奨サプリメント。Facebook、Twitter の先頭固定記事にしています）
https://jp.iherb.com/ugc/wishlist?id=f31ee5c9-6e7b-4bb7-a694-9eb268dc7c90&fbclid=IwAR0JRsEy7hbwgtd4NehVZggWlCBnwYW45zkRN3cqO2BC61agWgKqA57-gFU
（紹介コード JZD352 を使えば 5% 割引となります）

参考文献

1）三石巌：健康自主管理システム１～５（阿部出版）

2）三石巌：全業績１～27（現代書林）

3）山本義徳：アスリートのための最新栄養学（上、下）（NextPublishing Authors Press）

4）山本義徳：アスリートのためのサプリメント事典（上、下）（NextPublishing Authors Press）

5）山本義徳：効率よく筋肉をつけるための山本式・アスリート栄養学（上、下）（永岡書店）

6）キャロリン・ディーン（藤野薫・訳、奥村崇升・監修）：奇蹟のマグネシウム（熊本出版文化会館）

7）マイケル・ジャンソン（大沢博・訳）：今日からあなたもビタミン革命（中央アート出版社）

8）マーク・サーカス：経皮マグネシウム療法：筋トレと糖質制限で不眠症になった訳者が辿り着いた答え（Kindle 版）

9）Abram Hoffer, Andrew W. Saul: Orthomolecular Medicine for Everyone: Megavitamin Therapeutics for Families and Physicians.

10）Helen Saul Case: Orthomolecular Nutrition for Everyone: Megavitamins and Your Best Health Ever.

11）Abram Hoffer, Andrew W. Saul, Harold D. Foster: Niacin: The Real Story; Learn About the Wonderful Healing Properties of Niacin.

12）Steve Hickey, Andrew W. Saul: Vitamin C: The Real Story: The Remarkable and Controversial Healing Factor.

13）Michael J. Gonzalez, Jorge R. Miranda-Massari, Andrew W. Saul: I Have Cancer: What Should I Do?: Your Orthomolecular Guide for Cancer Management.

14）Andrew W. Saul: Orthomolecular Treatment of Chronic Disease: 65 Experts on Therapeutic and Preventive Nutrition.

15）Andrew W. Saul: Doctor Yourself: Natural Healing That Works.

16）Abram Hoffer: Healing Children's Attention & Behavior Disorders: Complementary Nutritional & Psychological Treatments.

著者略歴

藤川徳美

精神科医、医学博士。1960年、広島県生まれ。1984年、広島大学医学部卒業。広島大学医学部附属病院精神神経科、県立広島病院精神神経科、国立病院機構賀茂精神医療センターなどに勤務。うつ病の薬理・画像研究や、MRIを用いた老年期うつ病研究を行い、老年発症のうつ病には微小脳梗塞が多いことを世界に先駆けて発見する。2008年に「ふじかわ心療内科クリニック」(広島県廿日市市)を開院。うつ病をはじめとした気分障害、不安障害、睡眠障害、ストレス性疾患、摂食障害、認知症、子どもの発達障害や起立性調節障害などの治療に携わる。高タンパク/低糖質食を中心とした栄養療法で目覚ましい実績を上げている。著書に『うつ・パニックは「鉄」不足が原因だった』(光文社新書)、『うつ消しごはん』『すべての不調は自分で治せる』『メガビタミン健康法』『若さを保つ栄養メソッド』(方丈社)、『薬に頼らずうつを治す方法』『薬に頼らず子どもの多動・学習障害をなくす方法』(アチーブメント出版)、『精神科医が考えた!うつも消える!心を強くする食事術』(宝島社)、『分子栄養学による治療、症例集』(NextPublishing Authors Press)などがある。

親子ではじめる！
天才ごはん
栄養療法でみるみる脳の働きがよくなる！

2023年4月27日　第1版第1刷発行

著者

藤川徳美

編集協力

林口ユキ

編集

清水浩史

デザイン

杉山健太郎

DTP

山口良二

発行人

宮下研一

発行所

株式会社方丈社

〒101-0051

東京都千代田区神田神保町1-32 星野ビル2F

Tel.03-3518-2272 / Fax.03-3518-2273

https://www.hojosha.co.jp/

印刷所

中央精版印刷株式会社

ISBN978-4-910818-07-8